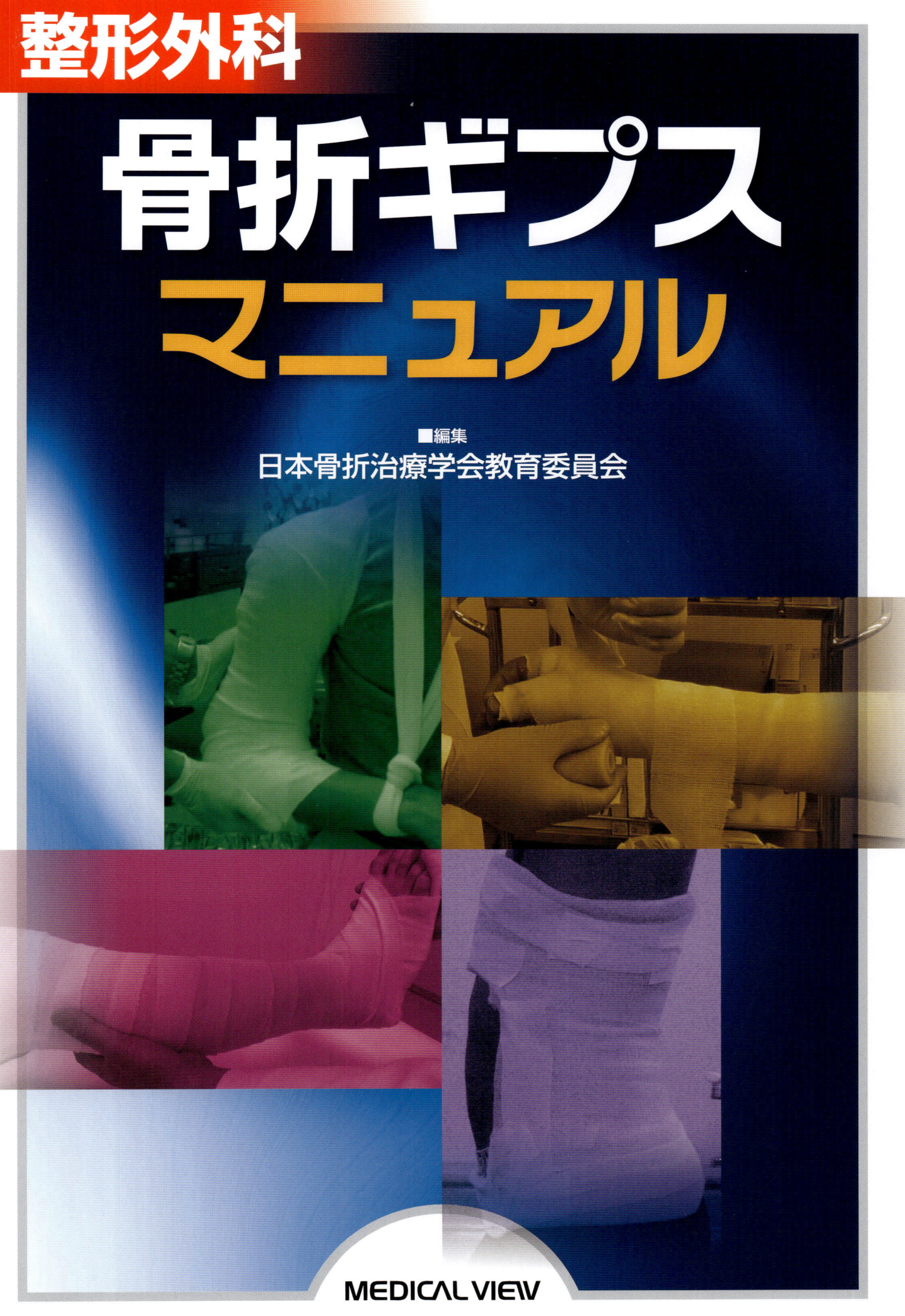

本書では，厳密な指示・副作用・投薬スケジュール等について記載されていますが，これらは変更される可能性があります。本書で言及されている薬品については，製品に添付されている製造者による情報を十分にご参照ください。

Manual of Fracture Cast
（ISBN978-4-7583-1359-9 C3047）

Editor: Japanese Society for Fracture Repair

2014.3.20 1st ed

©MEDICAL VIEW, 2014
Printed and Bound in Japan

Medical View Co., Ltd.
2-30 Ichigayahonmuracho, Shinjyukuku, Tokyo, 162-0845, Japan
E-mail ed@medicalview.co.jp

刊行にあたって

　骨折治療は目覚ましい進歩を遂げ，手術により多くの骨折で早期の機能回復と社会復帰が得られようになった。しかし骨折には保存療法で良好な結果が得られる骨折，絶対手術が必要な骨折，種々の条件により手術が勧められる骨折がある。当然，整形外科医は手術による治療で好結果を得るための研鑽には非常に熱心である。また学会の演題や論文，出版物も手術に関するものが大部分を占めている。しかし，日常遭遇する骨折のかなりの部分が保存療法で良好な結果が期待できる骨折である。いかに手術に上達しようとも，保存療法の知識，技能に欠ける整形外科医はバランスの取れた整形外科医とは言えず，患者の期待に十分応えることはできない。

　日本骨折治療学会では骨折治療における知識を広く習得するため，2006年より学会主催の研修会を開催しており，その中では手術治療のみではなく保存療法を含めた研修を行っている。その研修会期間中に行ったギプス巻きの実習では希望者が殺到した。これは若手医師が手術のみならず，ギプス固定法の知識と手技の習得に多いに意欲があることを示すものである。

　一方，見るに堪えないギプスに遭遇することも少なくない。きちんと巻かれていないギプスは，骨折に対する固定性が十分でなく関節拘縮の原因となる。また患者にとっては苦痛である。かつては先輩からギプスの巻き方の指導を受けることが多かったが，現在では指導医がよいギプスを巻けないことも少なくない。骨折の手術治療に関する出版物は溢れるほどあるが，ギプスの巻きかたに関する書籍は長年にわたりごくわずかしか出版されていない。また骨折治療の教科書も保存療法に充てる頁数は少なく，ギプス巻きの実際を学ぶことは難しい。

　この点を補うため，日本骨折治療学会で『整形外科 骨折ギプスマニュアル』を企画したところ，教育委員会をはじめ多くの先生方の賛同をいただいた。本書は実際にギプスを巻く際に必要なポイントを，詳細にふんだんな画像や動画で学べるようにしている。また，日常診療でギプスを巻く際にパソコンやスマートフォンからすぐに見ることができるように，メジカルビュー社のホームページで閲覧できるようにしていただいた。

　執筆いただいた先生方は骨折の手術治療のエキスパートであるとともに，保存療法にも精通している方々である。非常に多忙な中，動画の撮影やナレーションに多くの時間を割いていただいた執筆者各位に深謝いたします。また素晴らしい内容を企画編集いただいた濱西千秋先生に心からお礼を申し上げます。また多大なご協力をいただいたメジカルビュー社にも深謝いたします。読者には是非本書を通じてギプス手技を十分に習得し，保存療法も上手な整形外科医となっていただくことを期待しております。

平成26年2月

日本骨折治療学会理事長

澤口　毅

序文

　日本骨折治療学会教育委員会の夢は二つあった。その一つ，骨折治療を基本から教育できる若手の為の研修会を定期的に開催するという夢，これは果たした。もう一つは骨折の保存的治療を網羅し，実際の徒手整復手技やギプスの巻きかたのマニュアルを出版するという夢であった。

　「手術」マニュアルの発行は簡単で出版社にとっても魅力的である。手術しなければ整形外科医ではないと信じ，新しい固定材料に思わず飛びついてしまう整形外科医の購読を十分見込めるからである。しかし骨折は自然に治癒することを知っていて，できるだけ整復してギプスで治そうとする整形外科医はいつのまにか絶滅危惧種となった。本当に絶滅する前に何とかマニュアルを発行しておきたいと委員達が焦ったのも当然である。

　しかし，保存治療はかなりの信念と自信に基づき，患者との共同作業でなしうる一種の芸術であるから個性が際立つ。整復法，整復許容範囲，固定肢位，固定材料，どれをとっても学会公認のこれというものは決めにくい。それらをまとめる困難さに直面して企画は何回も頓挫した。

　しかし，骨折研修会も回を重ね，沢山の講師が手術治療の前にまずは保存的治療の可能性を考えるという原則や，それぞれの治療手技を述べられてきた。テキストや動画資料も蓄積され，まとめる機運も高まってきたわけである。そして澤口　毅先生が理事長に就任され，一気に製作に向けて舵がきられた。そして2012年10月には本書の概略が決定され，執筆作業が始まったのである。

　そのときに委員から出された希望は，誰も読まない懐古資料集にはしない，実技マニュアルだから画像が主になる，ハイビジョン動画も必須，それをスマートフォンやタブレットからも覗けるものにしたいなどであった。

　それで，各執筆者は原稿を書くだけではなく，自らモデルを依頼し，にわかビデオカメラマンになって何回も撮り直したり，にわかナレーターになるなど，とにかく苦労して頂いた。いいものができ上がったと自負している。200枚の画像は屈指であろう。そして骨折治療第一人者の声が聞こえる15項目に及ぶ動画はDVD以外にもメジカルビュー社のホームページから閲覧できることになった。ギプス場で若い整形外科医がスマートフォンを見ながらギプス巻きの練習をしている姿を見たいものである。そして自信をもって保存的治療にあたってほしい。

　最後に難しい項目を押し付けられて苦労して下さった執筆者各位に深くお礼申し上げたい。そしてこの利の薄い企画を実現させて下さったメジカルビュー社にも深謝する次第である。

平成26年2月

日本骨折治療学会教育委員会アドバイザー

濱西　千秋

執筆者一覧

■編集
日本骨折治療学会教育委員会

■編集協力
濱西千秋	市立岸和田市民病院リハビリテーションセンターセンター長

■執筆者
澤口　毅	富山市民病院副院長・整形外科・関節再建外科部長
吉田健治	聖マリア病院整形外科診療部長・手外科センター長
松村福広	自治医科大学整形外科学講師
市村和徳	西能病院副病院長
中瀬尚長	星ヶ丘厚生年金病院整形外科部長
石黒　隆	いしぐろ整形外科院長
長野博志	香川県立中央病院整形外科主任部長
林　光俊	杏林大学医学部整形外科学非常勤講師
渡邉英明	自治医科大学とちぎ子ども医療センター小児整形外科学講師
萩原佳代	自治医科大学とちぎ子ども医療センター小児整形外科学
吉川一郎	自治医科大学とちぎ子ども医療センター小児整形外科学学内教授
土田芳彦	湘南鎌倉病院外傷センターセンター長
越後　歩	札幌徳洲会病院リハビリテーション科作業療法部門主任
香月憲一	大阪市立総合医療センター整形外科部長
佐藤公昭	久留米大学医学部整形外科学准教授
永田見生	久留米大学学長
志波直人	久留米大学医学部整形外科学教授
高木基行	帝京大学医学部整形外科学
渡部欣忍	帝京大学医学部整形外科学教授

目次

I 総論

骨折治癒とバイオメカニクス ……………………………… 澤口　毅　　2

外固定材料の変遷と特徴 …………………………………… 吉田健治　　6

ギプスの基本操作 …………………………………………… 松村福広　　10

ギプスシーネ，ギプスシャーレ，ブレースの基本操作 …… 市村和徳　　17

骨折ギプス治療の適応・合併症・禁忌

小児 …………………………………………………………… 中瀬尚長　　23

成人 …………………………………………………………… 市村和徳　　29

高齢者 ………………………………………………………… 松村福広　　33

骨折整復手技と外固定

上肢骨折 ……………………………………………………… 石黒　隆　　38

下肢骨折 ……………………………………………………… 長野博志　　43

II 各論

アキレス腱断裂に対するギプス固定

新鮮アキレス腱断裂に対するギプス固定
　―保存的ギプス＋装具療法を主として ………………… 林　光俊　　48

骨折に対するギプス固定

小児上腕骨顆上骨折 ………………………………………… 渡邉英明 ほか　57

上腕骨骨折に対するハンギングキャスト
　―U字スプリントからファンクショナルブレースへ …… 土田芳彦 ほか　62

前腕骨折 ……………………………………………………… 香月憲一　　68

橈骨遠位端骨折 ……………………………………………… 香月憲一　　76

舟状骨骨折 …………………………………………………… 石黒　隆　　87

基節骨骨折 …………………………………………………… 石黒　隆　　93

小児大腿骨骨幹部骨折に対するhip spica …………………… 渡邉英明 ほか　102

DVD 12	椎体骨折	佐藤公昭 ほか	*108*
DVD 13	膝シリンダーキャスト	中瀬尚長	*119*
DVD 14	下腿骨骨折	長野博志	*125*
DVD 15	足部骨折 —BKショート	高木基行 ほか	*138*

索引		*146*
本文での動画表示と添付DVDについて		*150*
オンラインでの動画視聴方法		*151*

本書はDVDおよびWeb配信の動画と連動した書籍となっております.

本文中に 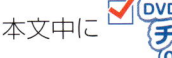 のマークが登場している箇所では,該当項目の動画をご参照ください.

なお,DVDおよびWeb配信動画の詳細についてはp150,151に記載されておりますのでご確認ください.

I 総論

骨折治癒とバイオメカニクス

澤口　毅
富山市民病院副院長　整形外科・関節再建外科部長

　骨は，①自己修復能を持つ，②瘢痕を形成せず治癒する，③膠原線維と骨塩よりなる複合材料である，④複雑な力学的特徴を有するなどの特徴がある．骨折では骨の連続性が断たれ，周囲の軟部組織が損傷される．骨癒合には適切な生物学的と力学的環境が必要である．そのため骨折の治癒機序を知り，生物学的環境や生体力学的環境がそれにどのような影響を与えるかを知ることは骨折治療上不可欠で，そのうえで適切な治療法の選択が可能になる．また治療では生物学的環境と力学的環境を骨折治癒に最適になるようにコントロールする必要がある．力学的強度が必要な場合には，手術による内固定を選択する必要があるし，安定した骨折では生物学的環境を優先して保存療法を選択する．

骨折治癒の生物学

　骨癒合形態には，
・直接的骨癒合（Direct bone healing）
・間接的骨癒合（Indirect bone healing）
の2つの癒合形態がある．これは後述する骨折部の安定性により決まるもので，優劣があるわけではない．

　このうち直接的骨癒合は，骨折部が解剖学的に完全に整復されて強固な固定が行われ，骨折部の動きが全くない場合に起こる骨癒合形態である．骨単位（Osteon）の先端の破骨細胞群が壊死骨内をトンネル状に穴を空け進み，その後方で骨芽細胞が新生骨を形成することにより外仮骨を形成せず骨癒合する（図1）．これは手術的に骨折部の完全整復を行ったうえで，強固な内固定を行った場合のみに起こる特殊な骨癒合形態である[1]．

　一方，間接的骨癒合は炎症期，修復期（軟性仮骨期，硬性仮骨期），リモデリング

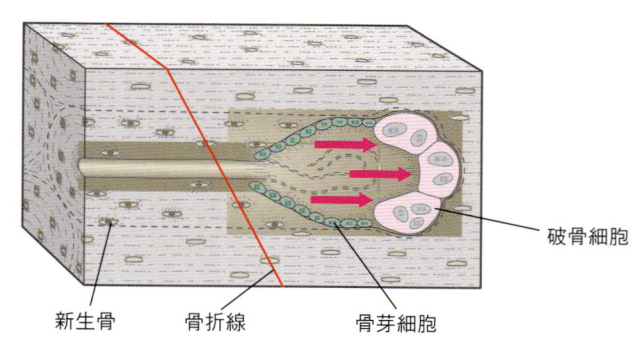

図1　直接的骨癒合（Direct bone healing）（文献1より改変）
骨単位（Osteon）の先端の破骨細胞群が壊死骨内をトンネル状に穴を開け進み，その後方で骨芽細胞が新生骨を形成する．

期を経て骨癒合の起こる通常の骨癒合形態(natural bone healing)である[2])(図2)。

●炎症期(図2a)

骨折により血腫が形成される。血腫の周囲にはマクロファージをはじめとする炎症細胞が遊走して炎症反応が起こり，間葉系細胞が出現して血腫は肉芽組織に置換される。骨折後から約1週間がその時期に当たる。

●軟性仮骨期(図2b)

肉芽組織は線維組織，軟骨組織に置換されて軟骨性仮骨(soft callus)を形成する。骨折部の両側の骨膜から膜性骨化が起こり，外仮骨が形成される。また骨髄内でも内骨膜性骨髄仮骨が形成される。骨折後2〜3週がこの時期に当たり，短縮が防げる程度の安定性が得られる。

●硬性仮骨期(図2c)

軟性仮骨は膜性性骨化と内軟骨性骨化により硬く石灰化した硬性仮骨(hard callus)に変化し，骨折部は新生骨により確実に結合する(図3)。骨折後の3〜4カ月がこれに当たる。X線上骨癒合したと判定できる時期である。骨外に形成される外仮骨は骨軸より遠いところに形成されるため，慣性モーメント(moment of inertia)と慣性極モーメント(polar moment of inertia)がともに増加する。

慣性モーメントとは基準軸に対して質量とその軸への垂直距離の平方の積の総和で，大きいと曲げに対する抵抗性が大きくなる。慣性極モーメントは基準軸を中心とした回転体の慣性モーメントで，大きいと捻じりに対して抵抗性が大きくなる。つまり，外仮骨のほうが皮質部や髄内の仮骨に比較して強度，剛性を著しく増加さ

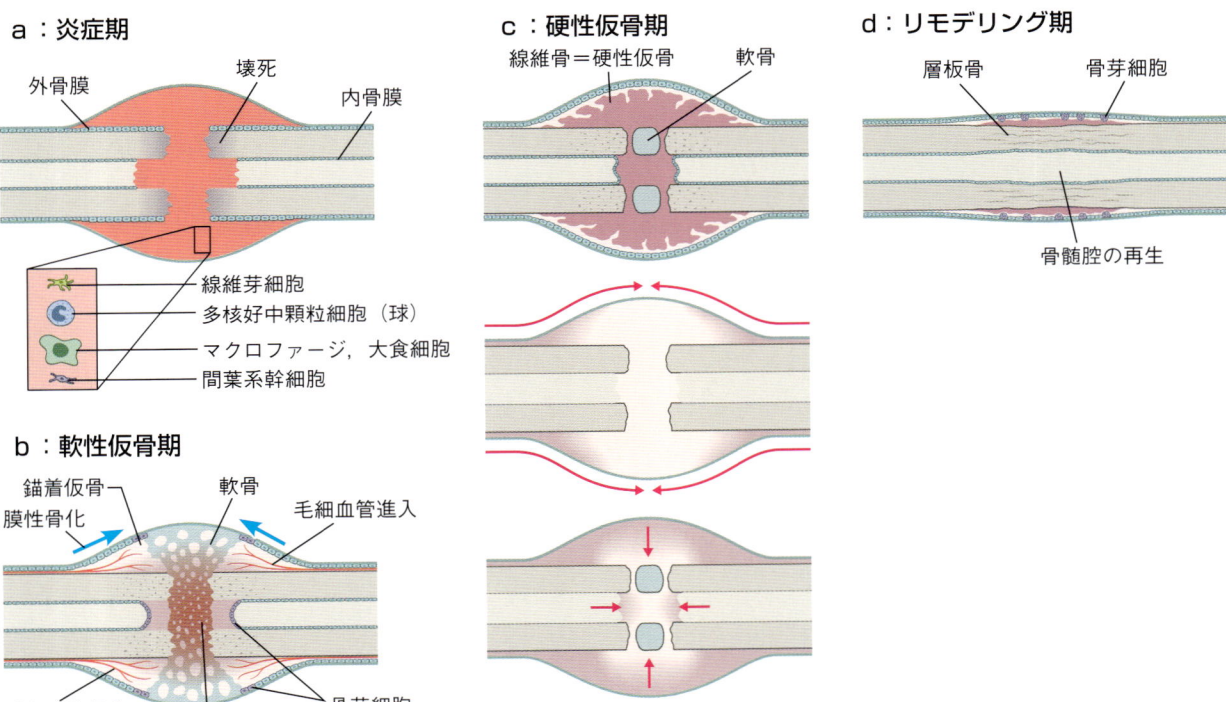

図2 間接的骨癒合（Indirect bone healing）（文献2より改変）

せ，力学的に有利である[3]（図4）。

● リモデリング期（図2d）

　幼若な硬性仮骨が力学的刺激に応じて層板骨に置換されて骨構造が変化し，力学的強度がさらに増加する。これは骨癒合後数カ月から数年間続く（図5）。

骨癒合における力学的環境（安定性）

　整形外科的に骨折部の"安定性（stability）"は，負荷によって起こる骨折部の転位の程度を表す言葉として用いられている[2]。Perenは骨折部の安定性に関し，骨折を解剖学的に整復して骨片間の動きがまったくないように強固に固定する絶対的安定性（absolute stability）と骨片間の多少の動き許容する相対的安定性（relative stability）があるとした[4]。そのうえで，絶対的安定性では外仮骨を伴わない直接的骨癒合が起こり，相対的安定性では外仮骨形成を伴う間接的骨癒合が起こるとしている。

　相対的固定における骨片間の動きは微小なもので骨形成の刺激となる。しかし動きが大きいと骨折部は不安定になり骨癒合の障害となる。骨折部を完全に整復した後，圧迫プレートやラグスクリューなどにより骨片間の圧迫固定を行う場合が絶対的安定性であり，ギプス，創外固定，髄内釘や粉砕された骨折部を橋渡しして固定する架橋プレートなどは相対的安定性に当たる。

　絶対的安定性を必要とする骨折は，関節内骨折と骨幹端部および骨幹部骨折をプレートで固定する場合である。一方，相対的安定性の適応となるのは，骨幹部や骨幹端部の粉砕骨折で，髄内釘や架橋プレートを用いて固定する場合である。ギプスによる治療はすべて相対的安定性であり，間接的骨癒合が起こる。

図3　間接的骨癒合での仮骨の出現部位およびその名称

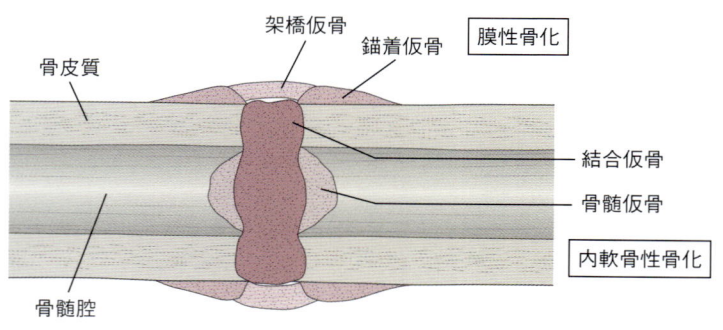

図4　仮骨の形成部による骨折癒合部の強度の違い（文献3より改変）
外仮骨のほうが強度，剛性を著しく増加させる。
a：外仮骨
b：皮質骨部の仮骨
c：髄内仮骨

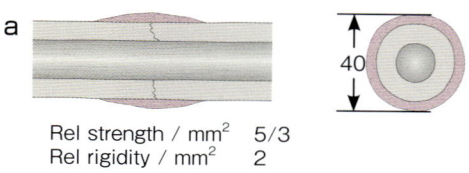

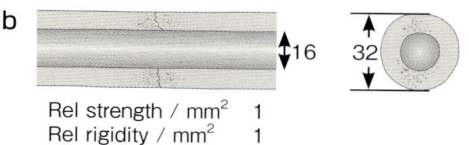

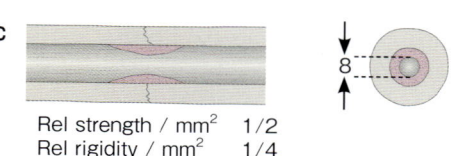

骨癒合に対する生物学的環境と力学的環境の影響

確実な骨癒合が得られるには，良好な生物学的環境（骨への血行の温存）と力学的環境（骨折部の安定性）がなければならない。このいずれかが十分でない場合には，骨癒合が遷延し偽関節となる。骨癒合には直接的骨癒合，間接的骨癒合を問わず生きた細胞が必要で，骨への血行が不良な場合には骨の壊死をきたし骨癒合が起こらなくなる。また，感染は骨折部の生物学的環境を悪化させ骨癒合の著しい障害となる。

力学的環境の影響は，絶対的固定による直接的骨癒合を企図した場合に，固定性が不十分であるとX線上骨折部の明瞭化や骨吸収，不安定なことによる仮骨形成やインプラント周囲の骨吸収像が観察される。相対的固定による間接的骨癒合を企図した場合に固定性が不十分（不安定）な場合には，仮骨の形成不全，架橋の遅れやインプラント周囲の骨吸収像が観察される。

閉鎖骨折のギプス治療では通常，生物学的環境は手術に比較し良好であるが，力学的環境は不安定になりやすい。そのため固定性の良好なギプスを巻いて，骨癒合の障害とならない骨折部の安定性を与える必要がある。本マニュアルがギプス巻きの手技を詳細に述べているのはこのためである。

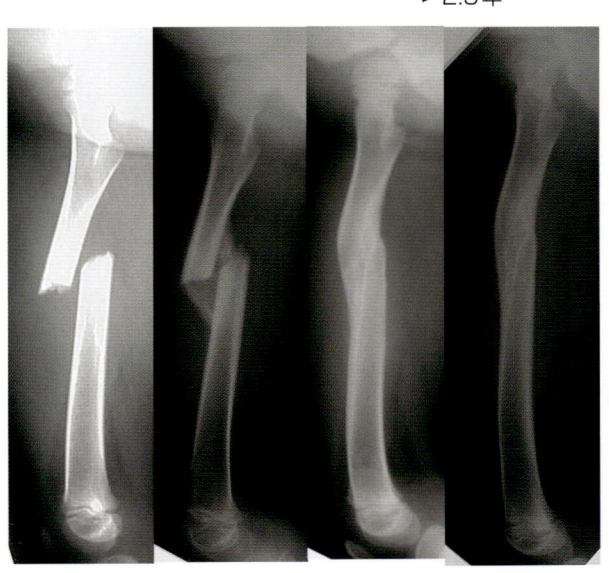

図5　骨癒合と骨改変
4歳，男児。大腿骨骨幹部骨折側面像，牽引とギプスにより治療した。2年半の経過で骨癒合後，力学的環境に応じて骨の改変が起こっている（Wolffの応変則）。

文献

1. Schenk R, Willenegger H. On the histological pictures of so-called primary healing of pressure osteosynthesis in experimental osteotomies in the dog. Experientia 1963; 19:593-5.
2. Ito K, Perren SM. Biology and biomechanics in bone healing in AO Principles of fracture management 2nd ed. Rüedi TP, Buckley RE, Moran CG. New York: Thieme. 2007; P9-31.
3. Tencer AF. Biomechanics of fractures and fracture fixation in Rockwood and Green's Fractures in Adults, 7th ed. Bucholz RW, Heckman JD, Court-Brown CM, et al. Philadelphia: Lippincott Williams& Wilkins. 2010; p3-28.
4. Perren SM. Evolution of the internal fixation of long bone fractures. The scientific basis of biological internal fixation; Choosing a new balance between stability and biology.J Bone Joint Surg Br 2002; 84-B: 1093-110.

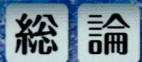

外固定材料の変遷と特徴

吉田健治
聖マリア病院整形外科診療部長・手外科センター長

外固定の起源

　骨折治療には古代エジプトでは葦，樹脂を浸した布，パピルスでの外固定が用いられていた[1]。天児ら[2]によると1517年に出版されたH.von Gerssdorffの骨折治療の著書では細い板を組み合わせた副木で固定していたとの記載がある。

　1853年にはAlbrecht Theodor von Middeldorpf（1824-1868）が各骨折に対し副子を考案し記載した。そのなかでも上腕骨骨折のArmtriangleはMiddeldorpfの三角副子として知られる[2]。英国ではHugh Owen Thomas（1834-1891）による下肢骨折に対するThomas splintが使用され，第一次世界大戦（1914-1918）では大腿骨骨折患者の固定と輸送に使用されたといわれる。20世紀半ばでも中国では木材，竹などを外固定として用いられていた[3]。現在でもアルミニム副子，Cramer副子などは使用されている。しかしこれらの副子は人体の各部に適合しないという短所がある。

　1835年，ベルギーのBaron Louis Joseph Seutin（1793-1862）は紙にでんぷん粉を浸して包帯にして身体に適合させ固定する方法を報告したが，硬化するまで時間を要することと，収縮することによる血行障害の欠点があった[4]（表1）。

ギプスの発明

●ギプスの歴史

　医学の分野でギプスが用いられるようになったのは，ペルシャ湾岸のアラブ人が骨折した四肢を泥状ギプスを流し込んだ箱に入れ固定していたことといわれる。これを英国の駐トルコ領事William Etonがサンクトペテルスブルグの友人Mathew Guthrieに知らせ，さらにその手紙をエジンバラのAndrew Duncanに送り雑誌「Medical Commentaries」（1795年号）に掲載された。これを翌年のドイツのChirurgische Bibliothek（1796年号）にA.G.Lichterがドイツ語に訳して発表し，ヨーロッパの外科医たちの注目を集めた[2]。

　ところが整形外科の開祖であるFriedrich Louis Stromeyer（1804-1876）は外科治療に左官が入ってきたと嘆いたといわれる。しかし実用化して近代的なギプス包帯の基礎を築いたのがオランダの軍医Antonius Mathijsen（1805-1878）である[2]。

●ギプスの素材

　ギプス（石膏）とは硫酸カルシウムを主成分とする鉱物である。半水化硫酸石灰

表1　外固定材料の歴史

年代	事項
紀元前	古代エジプト　葦，樹脂を浸した布，パピルスで外固定
1517	H.von Gerssdorff，細い板による副子
1795	アラブ人→W.Eton→M.Guthrie→Andrew Duncan（1796）→A.G.Lichter（1797），泥状ギプス箱
1835	B.L.J.Seutin，でんぷん粉を紙に浸して使用
1851	A.Mathijsen，ギプス泥を塗った布
1852	A.Mathijsen著「骨折に対するギプス包帯使用の新方法」（オランダ語）出版
1853	Middeldorfの三角副子（上腕骨骨折）
1860	J.L.C. Pompeがギプス包帯法を日本に紹介
1867	柏原学而がA.Mathijsenの書を翻訳
1873	Müllerが東校（東京大学の前身）でギプス包帯を紹介
1895	Lorenzが先天股脱の開排位ギプス法を発表
1914-1918	第1次世界大戦でThomas splintが下肢骨折に用いられた
20世紀半ば	中国では木材，竹などで外固定
1965	M.B.EdgerがMathijsenの書を英訳「New method for application of plater of Paris」
1975	水硬化性材料（キャスト）
1977	熱可塑性材料（キャスト）
2010	可視光硬化性材料（スプリント）

を（$CaSO_4・1/2H_2O$）は水を加えると二水化硫酸石灰（$CaSO_4・2H_2O$）として硬化する。無水物が硬石膏（$CaSO_4$）でありこれらが一般に石膏と呼ばれている。

ギプス（石膏）は広くヨーロッパに生産地があり，パリのモンマルトルの丘からもすでに1387年に石膏を採取されていたのでギプスのことをPlaster of Parisと呼ばれる[5]。またヨーロッパ，特にイギリスでは製糸工場が発達し木綿布や麻布も豊富であった。

●ギプスの実用と広がり

Mathijsenが骨折の固定法として布にギプス泥を塗り患肢を固定することを1851年に発表し「骨折に対するギプス包帯使用の新方法（Nieuwe wijze van aanwending van het gips-verband bij been-breuken）」（1852）としてオランダ語で出版した[6]。Mathijsenのギプス包帯法はガーゼにギプス泥を塗りつけて何重にも重ねる方法であり，現在のギプス粉末をまぶした巻軸帯とは趣が異なるものであった[6]。このMathijsenの書は後年，Edgerにより英訳され「New method for application of plaster of Paris bandage」（1965）として掲載された[7]。さらにMathijsenは1857年に切除用の鋏を発表している。

その頃，ロシアの外科医Nikolai Iwanowich Pirogoff（1810-1881）も同様な方

法を用いてクリミア戦争の経験をもとに有用性を論述しているが，ギプス包帯発明の創始者はやはりMathijsenであるといわれる。その後，ドイツの外科医であったBernard Rudolf Konrad von Langenbeck(1810-1887)やその門下生であったTheodor Billroth(1829-1894)によって用いられるようになった。Adolf Lorenz(1854-1946)はWien大学でギプス包帯を用いた先天性股関節脱臼の治療に成功し1895年に発表した[2)8)]。

●ギプスの定着

このように古来からあったギプスが19世紀半ばに固定材料として注目され，ギプス包帯として発明され整形外科にはなくてはならないものとなったのである。後年，Alfred Schanz(1868-1931)はその著書Handbuch der orthopädischen Technik(1923)の中で「ギプスなくして整形外科なし(Ohne Gips keine Orthopädie)」と述べた[6)]。

このSchanzの名言のようにギプス包帯は整形外科領域で骨折・脱臼や先天性疾患の保存療法および術後の局所の安静などに必要不可欠の治療手段となったのである[9)]（表1）。

ギプスの日本への到来

日本へ初めてギプス包帯を紹介したのはオランダの海軍軍医J.L.C.Pompe van Meerdervoort(1829-1908)であり，1860年に開設された長崎養成所でギプス包帯の講義を行った記録がある。Mathijsenの1852年刊のギプス包帯書は1867年に柏原学而(1835-1910)が「未帝遷著 祗布斯繃帯書」として翻訳出版した[6)]。

その後，Leopold Müller(1824-1893)が1871年，東京大学の前身である東校に教官として来日し，1873年，東校医院版「治験録」にギプス包帯を紹介している。しかし，本格的にギプス包帯が行われるようになったのは，明治39年東京大学に田代義徳(1864-1938)教授が整形外科講座を開設してからのことである[2)]（表1）。

外固定材料の現況

ドイツでは1931年に市販のギプス包帯が一般に使用されるようになり，国内では戦後もロール状の包帯にギプス粉末をまぶして作製していたが，1955年から製品化されたものも使用されるようになり広く一般に浸透するに至った。

ギプス包帯が普遍的に使用されるのと同時に，1970年代には合成樹脂を用いた水硬化性外固定材料や熱可塑性外固定材料も使用されるようになった。さらに近年，可視光硬化性のスプリントが開発され実用化されるに至った[10)11)]（表1）。

一方，手指の外固定にはアルミニウム副子が有用であり，救急搬送時には応急的にCramer副子が用いられている（図1）。

以上のように最近では整形外科領域でほとんどの場合がガラスやポリエステルを基布とした水硬化性樹脂あるいは光硬化性樹脂による固定包帯や副子（スプリント）が使用されているのが現状である（表2）。

石膏ギプスは安価で細部のモデリングに優れる反面，硬化時間が長い，X線透過性が低い，重い，通気性がないなどの欠点を持つ。一方，ガラスやポリエステル基

図1 外固定材料の形態的分類

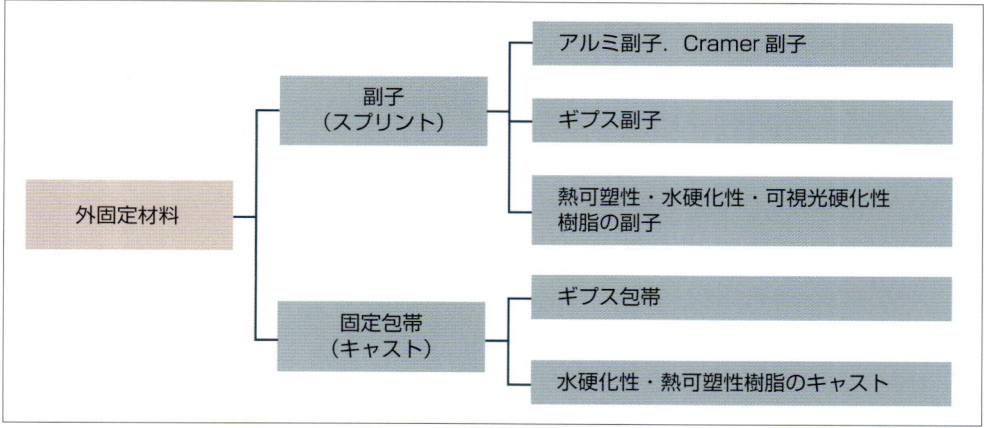

表2 外固定材料の種類

基布　fiber	硬化材　matrix
1．綿布	石膏
2．綿布	熱可塑性樹脂
3．ガラス繊維	水硬化性樹脂
4．ポリエステル繊維	水硬化性樹脂
5．ガラス繊維	光硬化性樹脂

表3 石膏ギプスと樹脂硬化材の比較

	石膏ギプス	樹脂硬化材
利点	モデリング性に優れる 安価	硬化が早い 軽い 通気性がある 剛性・強度が高い X線透過性が高い （ポリエステル繊維）
欠点	硬化が遅い 重い 通気性がない X線透過性が低い	X線透過性が低い （ガラス繊維） 高価

布の水硬化固定材料や光硬化性材料は硬化時間が短い，軽い，通気性がある，剛性・硬度が高い，ポリエステルではX線透過性が高いなど多くの利点をもつ反面，高価でありガラスではX線透過性が低いなどの欠点がある(表3)。

しかし整形外科領域で先天性内反足の矯正など適合させるのに細かなモデリングが必要とされる場合は現在でも石膏ギプスが用いられている。

文献

1. Wickstrom J. Current concepts in management of trauma : an assessment. Clin Orhtop Relat Res 1966; 44: 99-107.
2. 天児民和, 岩淵 亮. 骨折治療の歴史. 骨折　1985; 7: 106-27.
3. 桜井 修. ギプス包帯法の変遷と実施上の留意点. 骨折　1992; 14: 289-93.
4. 天児民和. ギプス包帯の発明. 臨整外　1969; 4: 37-41.
5. 天児民和. 医学史の横路. 九大医報　1966; 36: 358-52.
6. 蒲原 宏. ギプス包帯の発明と日本への伝来. 新潟県医師会報　1978; 338: 4-13.
7. Mathijsen A. New method for application of plaster of Paris bandage. (English translation by Edger M.B.) Clinical Orthop Relat Res 1965; 38: 3-8.
8. 野口康男. 股関節と大腿. 神中整形外科 下巻. 改訂22版. 杉岡洋一監修. 東京: 南山堂; 2004. p.733-905.
9. 鳥巣岳彦. 整形外科的治療法. 神中整形外科 上巻. 改訂22版. 杉岡洋一監修. 東京: 南山堂; 2004. p.45-175.
10. 中杉進康, 山口 宏, 岩嵜徹治. 整形外科用固定医療材料－新規光硬化スプリント材の樹脂設計と製品設計. 骨・関節・靭帯　2007; 20: 1275-81.
11. 請川 洋, 山口 宏, 岩嵜徹治ほか. 災害支援活動現場における可視光硬化外固定医療材料の有用性に関する考察(第二報). JJDisast 2011; 16: 224-30.

総論

ギプスの基本操作 DVD 01

松村福広
自治医科大学整形外科学講師

ギプス固定前の準備

　各種サイズのチューブ包帯・下巻き用包帯・ギプス，スポンジかフェルト，水を入れたバケツ，手袋，ギプス剪刃，普通の鋏，サージカルテープ，新聞紙などを準備する。

下巻き材

　下巻き材の目的は，
　①毛がギプスに巻き込まれるのを防止，
　②皮膚呼吸と汗の発散を維持，
　③骨突出部や皮下に神経がある部位の圧迫を保護，
　④ギプスの除去を容易かつ安全にすること，
である。

●チューブ包帯装着

　ストッキネットに代表されるチューブ包帯は素材により，吸湿性のものと撥水性のものがある。体格や部位によって患部を圧迫しない太さのチューブ包帯を使用する。端部を折り返せるように長めに用意し，しわやたるみを作らないようにする(図1)。
　ギプス端部の皮膚への当たりを緩衝させるためにチューブ包帯を2重にする場合もある。

●下巻き用包帯装着

　下巻き用包帯は素材により吸湿性のものや速乾性のものがあるが，使用法は同じである。遠位から近位に向かって，緩まないように適度の緊張をかけながら転がすように巻くが，決して締め付けすぎて巻いてはならない。
　下巻き用包帯を巻くときには良肢位を保持させておく。下巻き用包帯はその幅の1/2か1/3を重ねて巻くが，肘・膝・足関節周囲の骨突出部には緩衝材としてスポンジなどのパッドを当てておく(図2)。下巻き用包帯はギプス固定範囲より長く巻いておく。

図1　チューブ包帯
チューブ包帯は端部を折り返せるように（矢印）長めに用意し，しわやたるみを作らないようにする。

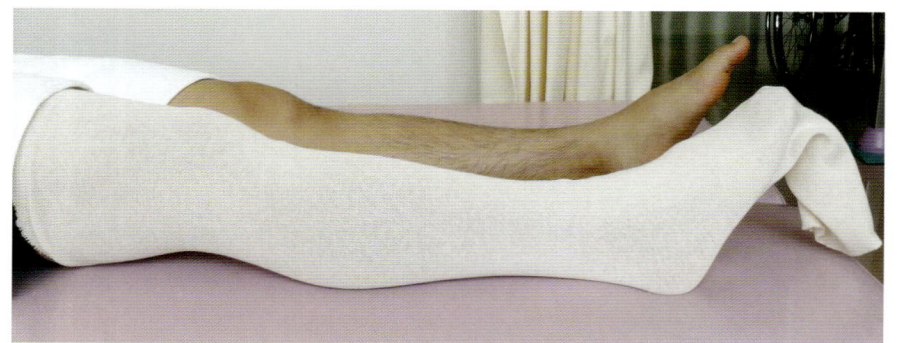

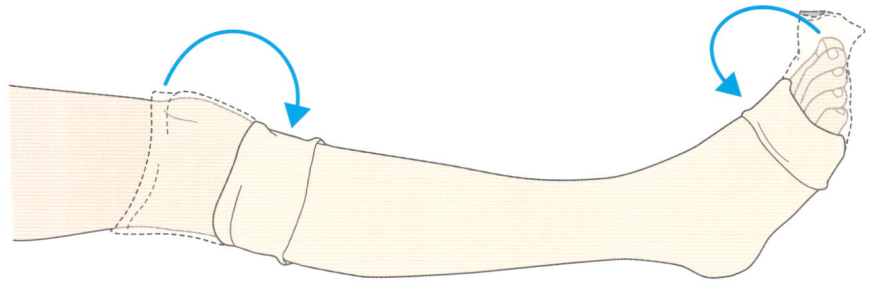

図2　緩衝材
関節周囲の骨突出部には緩衝材としてスポンジなどのパッドを当てる。
a：チューブ包帯の上から当てる。
b：下巻き用包帯の上から当てる。

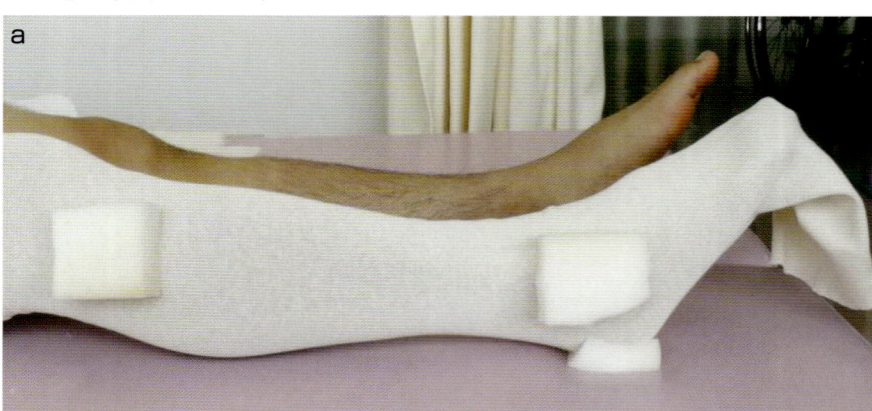

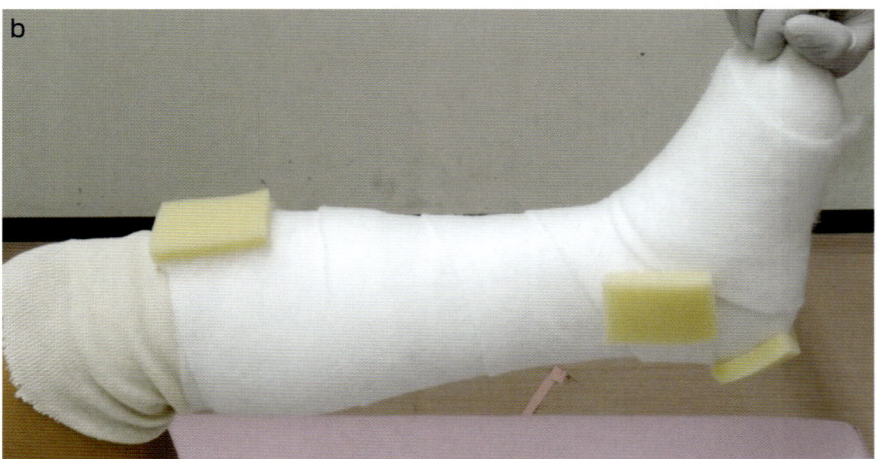

ギプスの基本的な巻きかた

現在最も頻用されているプラスチック製のキャストについて述べる。

●ギプス巻きの準備

術者と助手はギプスの樹脂材が付着するのを防ぐために，エプロンと手袋を装着する。患者が水に濡れないように新聞やタオルで患肢以外を覆うなどの配慮は必要である。バケツに水を用意するが常温（20～24℃）の水でよい。温水だとギプスが短時間で硬化してしまうためである。

ギプスは使用直前に1本ずつ防湿袋の封を切り取り出し，水に5～10秒間浸す。水中で空気を抜くように縦に持ち，2～3回軽く握る。そして水中から取り出し軽く絞る。水を絞りすぎると短時間でギプスが固くなるためである。

●ギプス巻きの注意点

ギプスは下巻き用包帯と同様に末梢側から適度な緊張をかけながら転がすように巻く。強く引っ張って過度にきつく巻いてはならないが，たるみができるほど緩くてもいけない。ギプスは防湿袋の封を切れば水に付けなくても空気中の湿気と反応し，徐々にではあるが硬化する。時間をかけてゆっくり巻かなければならない症例では，1巻目のギプスを水に付けず，2巻目から水に付けてギプスを巻くことも可能である。

●ギプス巻きの量

一般的にギプスの巻く量は，上肢で約3～5層，下肢で6～8層が目安であるが，強度が十分であれば薄くなってもよい。

●ギプス巻きの仕上げ

ギプスを巻き終えれば，良肢位を確認しながら直ちにモールディングを行い，層と層の接着を強固に行う。層間の接着不良は強度・剛性を極端に低下させるからである。

さらに手掌や足底などの凹部ではギプスが浮かないようにしなければならない。長めに残したチューブ包帯と下巻き用包帯を外側に折り返し，幅のあるテープで留め，ギプスの端が皮膚に当たらないようにする。固定部以外の関節が動くことを確認し，妨げになるような端部はギプス剪刃などでトリミングをする（図3）。

下肢ギプスにヒールを取り付ける際は，先に巻いたギプスの発熱が完全に終了してからにする。ギプスの表面がざらついているときには，滑らかにするか包帯などで保護し，衣服の破損を回避する。

ギプスの基本的な外しかた

ギプスカッター，スプレッダー，ギプス鋏，手袋，エプロン，マスクを用意する。

●ギプスの外しかた

ギプスの端を留めているサージカルテープを外す。皮膚にギプスカッターの刃が

当たらないように，ギプスの端に自分の指を入れ，少し持ち上げてギプスを切り始める（図4）。刃をギプスに垂直に当て，押すようにしてカットすると，抵抗がなくなるのがわかる。このとき，2本の指をギプスに当て，深く刃が入らないようなストッパーにする（図5）。

カッターの刃が1カ所にとどまることがないように移動しながらギプスをカット

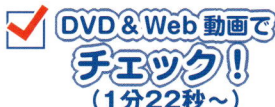
DVD&Web動画で
チェック！
（1分22秒〜）

図3　端部の処置
a：下巻きも少し長めに巻いておく。
b：長めに残したチューブ包帯と下巻き用包帯を外側に折り返しテープで留める（矢印）。固定部以外の関節が動くことを確認し，端部はギプス剪刃などでトリミングをする。

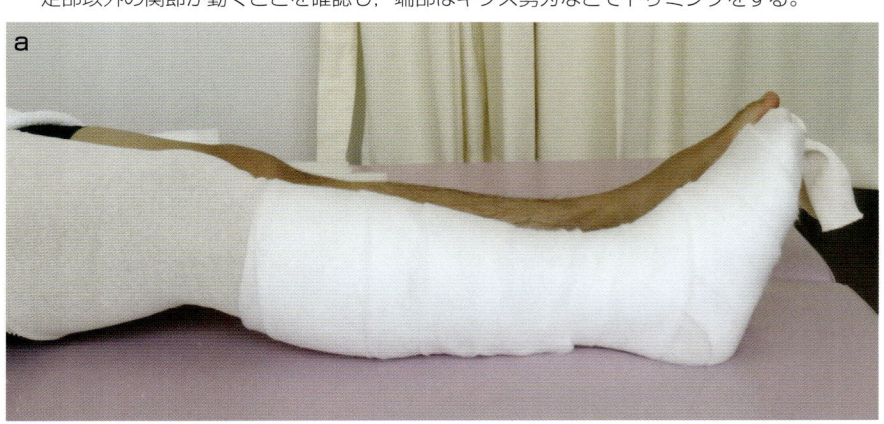

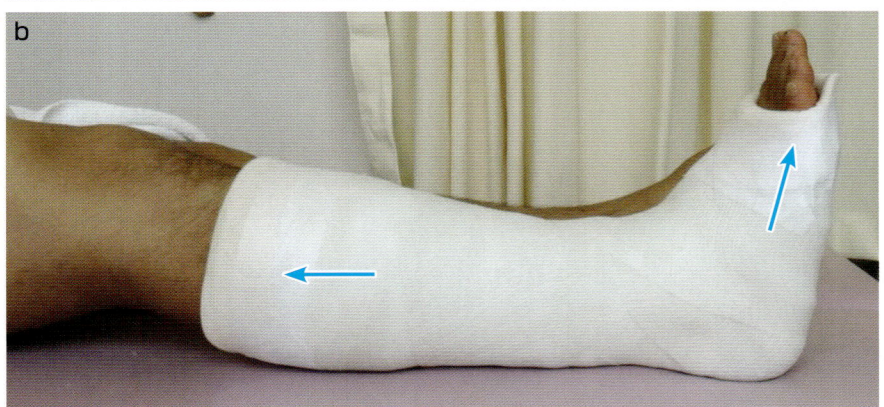

図4　ギプスカット
ギプスの端に指をかけ少し持ち上げるようにして（矢印）カッターでカットする。

図5　ギプスカット時の注意点
刃をギプスに垂直に当て，押すようにしてカットする。このとき，2本の指をギプスに当て，深く刃が入らないようストッパーにする（矢印）。

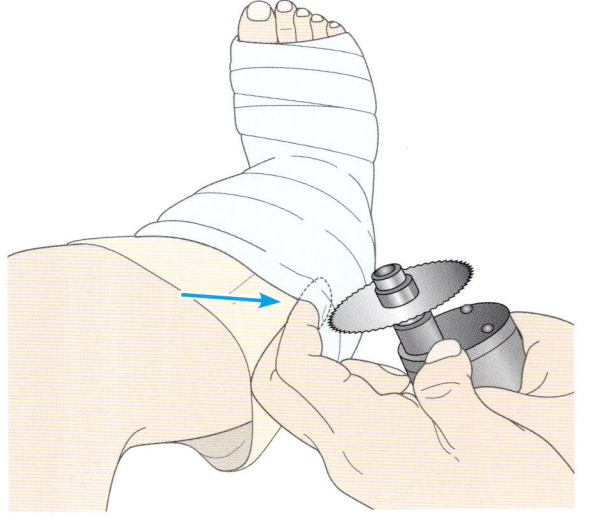

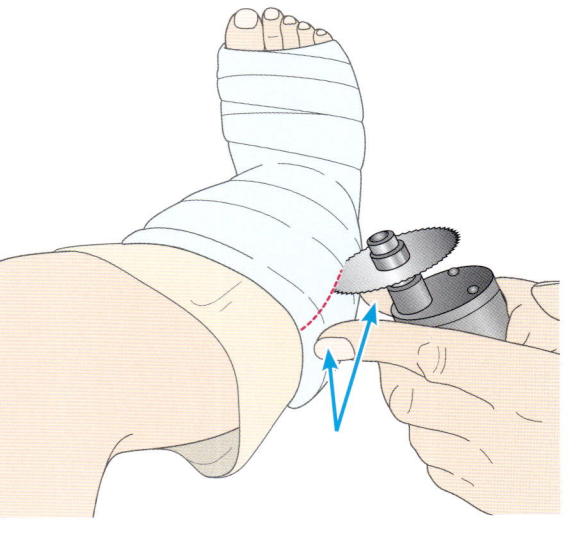

する。この移動は鋸を引くように左右にカッターを動かすのではなく，上下方向にのみカットし，抵抗がなくなればいったんギプスから引き抜いてギプスの外で横に移動させる。刃をキャスト内に入れたまま移動させると切傷や熱傷を起す場合がある。

● ギプスカットの注意点

　ギプスカット時にはガラス繊維やポリエステル繊維が飛び散るので，術者はエプロンとマスクを装着し，換気に気を付ける。患者の顔にも布などをかけ，飛散繊維が目に入るのを避ける。繊維の飛散を少なくするために，吸引器がついたギプスカッターもあり有用である。

　スプレッダーでギプスを開き，ギプス用の鋏で皮膚から下巻き用包帯とチューブ包帯を持ち上げながら，皮膚を切らないように注意して切る。

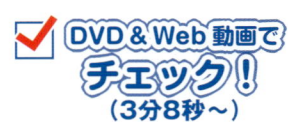

ギプス固定時や除去時の注意点

● ギプス固定時の患者への対応と介助者（看護師など）への指示

　ギプス固定前の患者への説明が重要である。優れたギプス固定には患者の協力が必要であるため，いきなり患側にギプスを巻くのではなく，あらかじめ健側でギプス固定時の肢位を教えておくことは有用である。これは介助者と意思の統一を図るのにも役立つ。

　介助者には，水に浸したギプスを強く絞らないように，そしてすぐ巻けるように端を少し伸ばした状態で術者に手渡すように指示する。患者にはギプスを巻いた後は，ギプスが固まるときに熱が発生し熱くなり，その後10分程度で固まることも説明しておく。

　ギプス固定後は手指，足趾の動きに問題がないかをチェックし，ギプスが当たり痛いところがないか，固定がきつ過ぎることはないかなどについても訊いておく。

● コンパートメント症候群

　循環障害や神経障害といった，いわゆるコンパートメント症候群に対する説明は必須である。多くはギプス固定直後に発生するわけではなく，数時間経過したのち腫脹の増大とともに相対的にギプスがきつくなり，ギプス固定をした末梢部の痛みやしびれ，麻痺などの症状として発生する。

　入院患者であれば，病棟看護師に経過観察時の注意点としてこのことを説明しておく。外来患者の場合は患者本人と家族にも同様な説明が必要であるが，帰宅したのちに症状が出現してくるため，夜間時や休日の対応も説明しておかなければならない。これは口頭の説明だけではなく，具体的に注意点や緊急時の連絡先を書いた用紙を手渡したほうがよい。

● ギプスカット時の患者への対応と介助者（看護師など）への指示

　ギプスカットはプレートや髄内釘の抜釘と同様，若手医師が対応する頻度が高くなるが，ピットフォールも多く思わぬトラブルを招くことがあるので十分な注意が必要である。

まずギプスカットの前に，患者はギプスカッターをみて強い恐怖心を抱いていることを知らなければならない。カット時の刃の回転音も大きく，いっそう恐怖心を掻き立てる。そのため事前の説明が重要になってくる。

例えば"ギプスカッターのスイッチを入れると大きな音はしますが，刃が回転しているのではなく，左右に揺れているだけなので皮膚を傷める心配はないですよ"などと説明し，実際にカッターを動かせてみせる。しかしこれだけでは緊張している患者は理解しづらいし，小児では逆に恐怖心をあおるかもしれない。そこでカッターを回転させながら，刃先を実際に自分の指先に軽く当ててみる。もちろん強く当てれば皮膚は切れるが，触れるだけでは問題がないことを実演するのである。

また認知症患者や小児などでは，恐怖心のうえにカット時の強い振動に驚きとっさに動くことがあるので，安全を確保するための抑制が必要な場合もある。このときは介助する医師や看護師の役割が重要となる。最初から強く手足を押さえつけるのではなく，患者に言葉をかけ会話をしながらいつでも抑制できるように手足に軽く手をかけておく程度の準備をしておく。

一度ギプスカットを経験した患者では問題になることはほとんどないが，初めての場合は特に慎重に対応しなければならない。

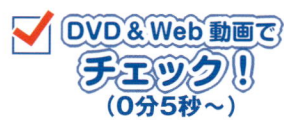

●ギプス固定時およびその後の問題点と予防法・解決策

・ギプスによる火傷

ヒールを付ける場合は，患部に蓄積された熱による火傷を予防するために，先に巻いたギプスが冷めるのを待ってヒールを固定する。ギプスを水に付けたあと絞りすぎても，発熱温度が高くなり低温火傷を起こすこともあるので，水は軽く絞る程度にする。

カッターの刃先が摩耗して鈍になっていると熱が発生しやすい。定期的な刃の交換が必要である。

・コンパートメント症候群

早期発見，早期治療が重要である。軽い痺れまでなら患肢挙上で経過をみてもよいかもしれないが，さらに進行し本症が疑わしい場合にはギプスカットを行わなければならない。そしてこのとき必ず下巻き用包帯とチューブ包帯まで切ることが重要である。

それでも症状の改善がなければ筋膜切開が必要なことは，医師国家試験にも頻繁に出題されている。腫脹が予想される患者では，あらかじめギプス固定に割をいれてギプスシャーレとしておくのもよい。本症候群による疼痛の訴えがマスクされることを防ぐために，鎮痛薬の処方には慎重でなければならない。

・ギプスによる皮膚潰瘍（図6）

尺骨遠位，上腕骨内顆，腓骨頭，足関節両果，踵骨などの骨が突出している部分にできやすい。突出部にはパッドなどを当て保護しておく必要がある。創がある場合は，ギプスを開窓しておくのもよい。特に意識障害や認知症がある患者では，疼痛を訴えないため見落とされることがあるので十分な注意が必要になる。

・ギプスが水で濡れた場合

ギプスの端が濡れた程度であれば，ドライヤーで乾かせばよい。しかし全体を水につけた場合などは皮膚がふやけて傷む場合があるので，再受診をさせギプスを巻き替えたほうがよい。

●ギプスカット時の問題点と予防法・解決策

・皮膚損傷と火傷（図7）

　同じ場所でギプスカッターを回転し続けると皮膚を損傷するだけでなく，火傷を生じることがある。特にギプスを巻いた直後の発熱時にギプスカットをしてはならない。足関節前面などのへこんだ部位のギプスカットは，刃が深いところに当たる前に近位と遠位の皮膚に当たり危険であるので，注意しなければならない。

・鋏による皮膚損傷

　下巻き用包帯とチューブ包帯を切るときには，下が平らになっている皮膚を保護した鋏でも，先端が皮膚から完全に離れていることを確認しながら切らなければならない。特に皮膚の可動性が大きな高齢者では，包帯と一緒に皮膚を切る場合があるので，十分に注意しなければならない。

図6　ギプスによる皮膚潰瘍
20歳，男性。頭部損傷に左下腿骨骨折などを合併。ギプス固定によって，足背部，踵部に皮膚壊死を生じた。
a：足背部
b：踵部

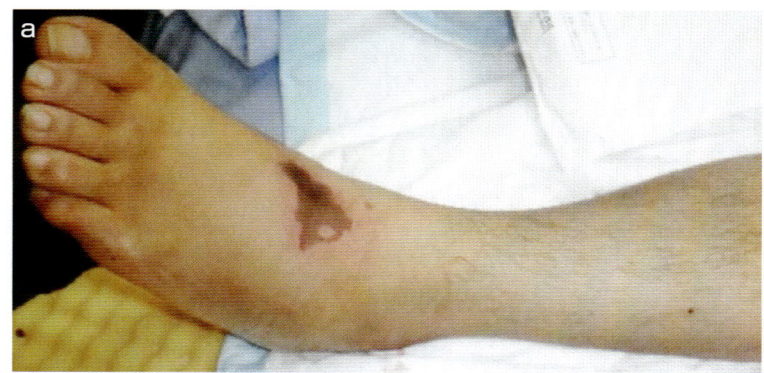
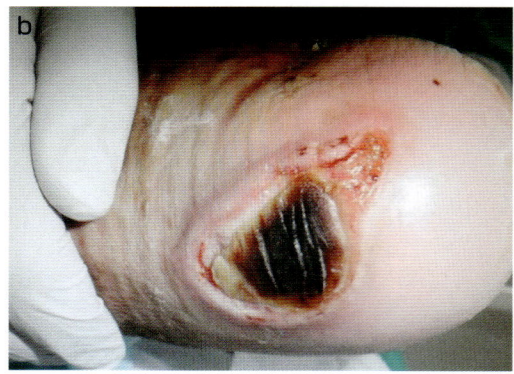

図7　ギプスカット時の火傷
69歳，女性。足関節骨折に対してギプス固定により治療された。ギプス端部のトリミングをギプスカッターで行ったが，第5中足骨部に火傷を生じた（矢印）。

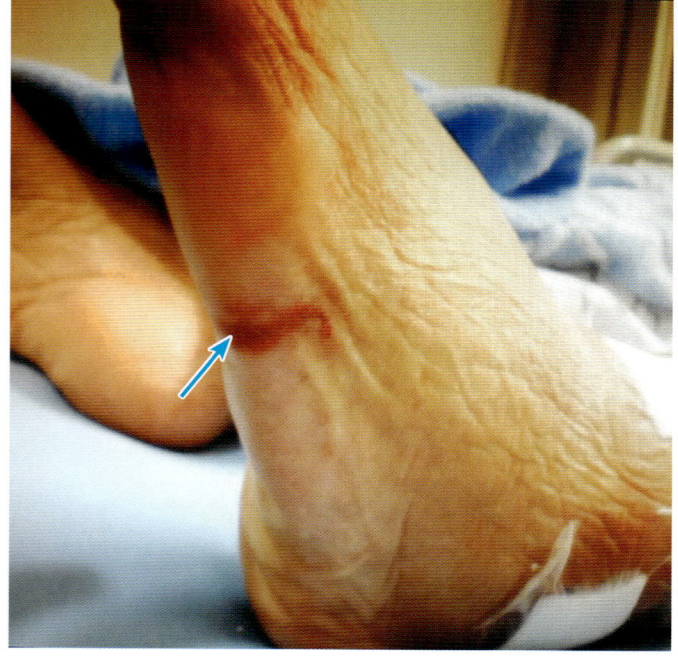

総論

ギプスシーネ，ギプスシャーレ，ブレースの基本操作

市村和徳
西能病院副病院長

適応

　骨折の保存療法において，ギプス固定以外にも，適宜，外固定としてギプスシーネ，ギプスシャーレ，ブレースを使用する。また，しばしば手術後の安静，骨折内固定の補助固定を目的としてこれらを使用する。固定部位に創傷があり，創傷の状態を継続して観察する必要がある場合は，取り外しが可能なギプスシーネ，ギプスシャーレが汎用される。

●ギプスシーネ

　ギプスシーネは，全周を硬い材質で固定するギプスとは異なり，固定部での内圧上昇による循環障害が起こりにくい。従って，骨折急性期の外固定にはギプスシーネを用いることが多い。もちろん，このときシーネ固定には弾力性のある包帯を用いなければならない。

●ギプスシャーレ

　骨折ギプス固定後，ある程度骨折部が癒合，安定した時期には，固定していたギプスを半切しギプスシャーレとして利用する。もともと巻かれていたギプスを使用しているため固定部に対する適合性がよい。骨折部は安定したが，全面的に外固定を除去することに不安がある時期に用いる。

●ブレース

　ギプスを外した後，ブレースによる固定を行うこともある。ある程度骨癒合が得られているが，日常生活動作や就労時の作業などでまったく外固定を行わないことに不安がある場合に用いる。また転位していない骨折や骨膜の連続性が保たれている骨折で，骨折部が安定していれば，ギプスではなくブレースで経過をみることもある。
　このようなブレースとは別に，早期より運動負荷を行うことを目的とした特殊なブレースがある。PTB装具や機能的装具である。PTB装具は下腿骨や下腿以遠の骨折治療に対し，膝蓋大腿靱帯部で体重を受け，早期より荷重歩行を行うものである。機能的装具は上腕骨骨幹部骨折，脛骨骨幹部骨折の治療で使用される。上腕あるいは下腿に適合するように作製したブレースで骨折部を固定し，患肢を動かすことによる筋肉の収縮が，骨折部の安定性に寄与する。それぞれ骨折の適応に基づいて適切に用いれば有効な治療手段となる。

ギプスシーネ・シャーレ・ブレースの作製

●ギプスシーネの作製

以前は石膏のギプス包帯を数回折り返し，板状としたものを用いていた。現在はプラスチックギプスが主流で，すでに板状となり，フェルトに包まれたギプスシーネが市販されている。水と反応させるか，最近では光と反応させ硬化させる。

固定するに十分な長さのギプスシーネを用意し，助手が骨折部を整復位に保ち，ギプスシーネを当て，その上から包帯を巻いてゆく（図1）。通常は四肢周囲の半分以下の幅で固定するが，状態に応じては半周以上の幅で固定する場合や，掌側と背側あるいは内・外側両面から2面で固定する場合もある（図2）。

固定する包帯は弾力性のあるものを用いなければならない。弾力性のない包帯で

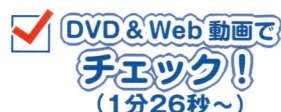

図1　下肢ギプスシーネの作製
a：適切な長さのギプスシーネを固定部位に当てる。
b：包帯を巻いて固定してゆく。
c：ギプスシーネが硬化するまで固定肢位を保持する。必ず弾力性のある包帯を用いる。

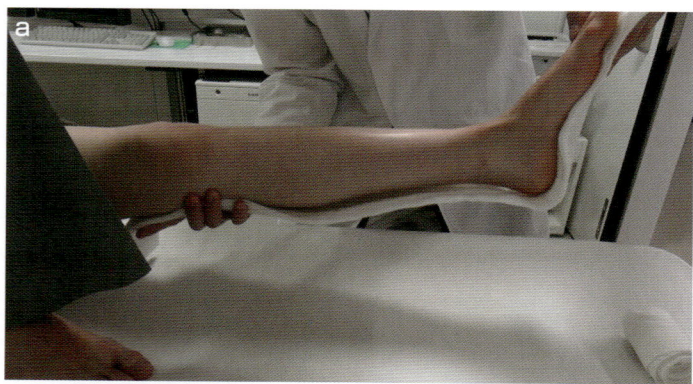
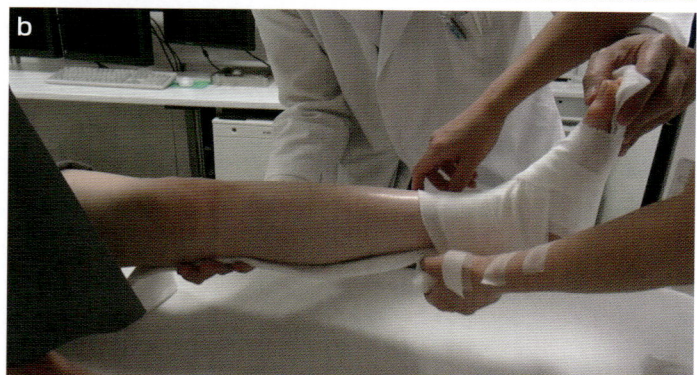
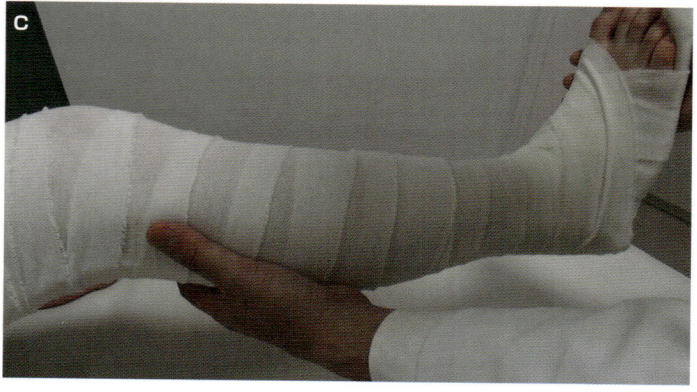

シーネを作製した場合には，最終的に弾力性のある包帯に巻き替え，骨折局所の腫脹に備える。

●ギプスシャーレの作製

ギプスシャーレは，すでに巻かれているギプスを半切し，その片側を利用する。ギプスの断端が皮膚を傷つけないように，シャーレの角を丸くし，下綿あるいはストッキネットでシャーレを包むようにする（図3）。固定は弾力性のある包帯を用いる。

●ブレースの作製

しっかりした局所の保持が必要でない場合は，市販されている製品を使用する。それぞれの部分に対しいろいろな種類のブレースが市販されている。固定部分のサイズを測定し，大きさの適切なものを選択し装着する（図4）。

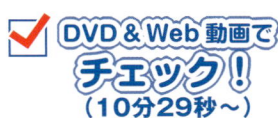

図2　ギプスシーネの作製
a：手関節部の固定に，掌側と背側よりギプスシーネを当てる。
b：足関節部の固定に，内側と外側よりギプスシーネを当てる。

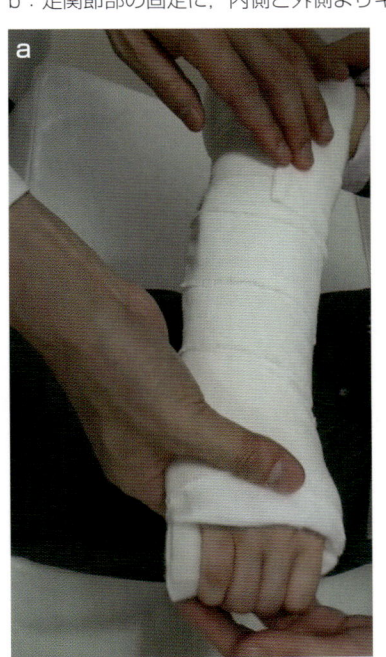
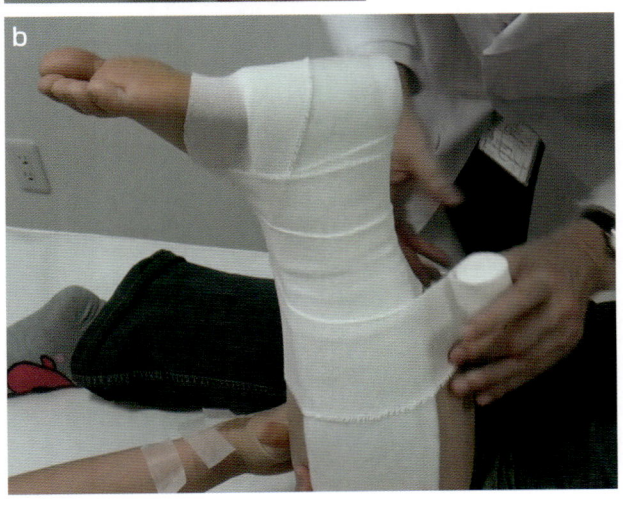
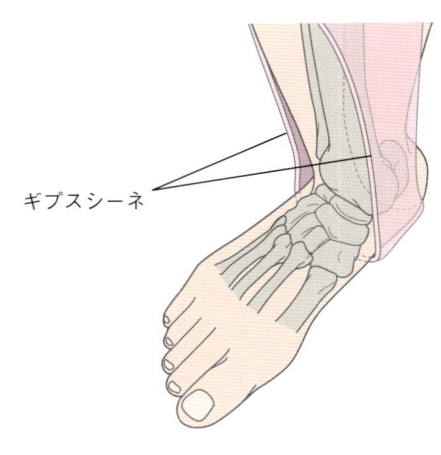

一方，骨折治療のうえで固定部位とブレースとの適合性が重視される場合には，固定部位の採型を行い，患者のそれぞれに適合したブレースの作製を業者に依頼する。このようなブレースとして下腿骨骨折や足部の骨折に用いるPTB装具，上腕骨骨幹部骨折，脛骨骨幹部骨折で使用する機能的装具，椎体骨折に使用する硬性コルセットなどが挙げられる（図5）。

ギプスシーネの装着と除去

　骨折部の腫脹が改善し，ギプスシーネからギプスに巻き替える場合，あるいは創の状態を観察する場合に，ギプスシーネを除去する必要が生じる。この時期は，骨

図3　ギプスシャーレの作製
a：巻いてあるギプスを半切する。
b：断端の角を皮膚を傷つけないように丸くする（矢印）。
c：下綿を整え，あるいは補充してストッキネットで覆う。
d：弾性包帯を巻いて固定する。

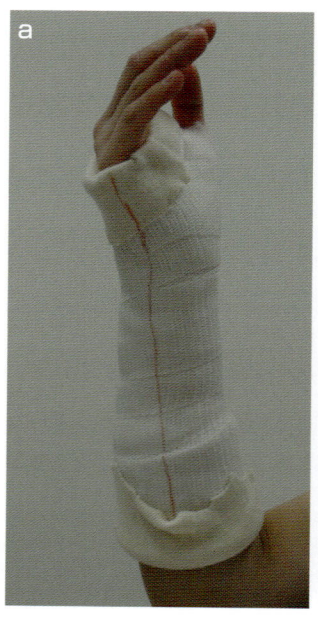
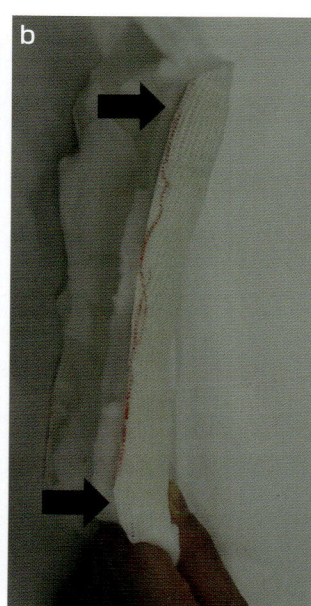
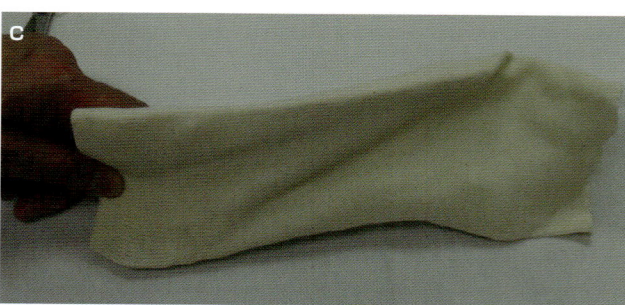
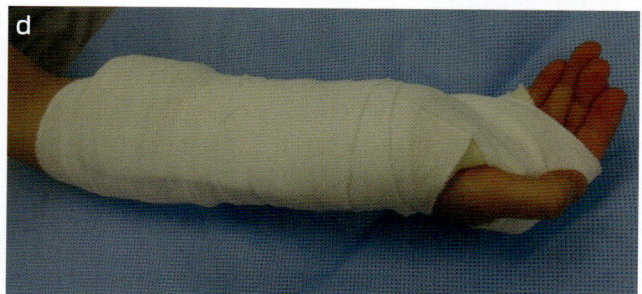

図4　市販されているブレース例
a：手関節背屈位装具
b：足関節固定装具

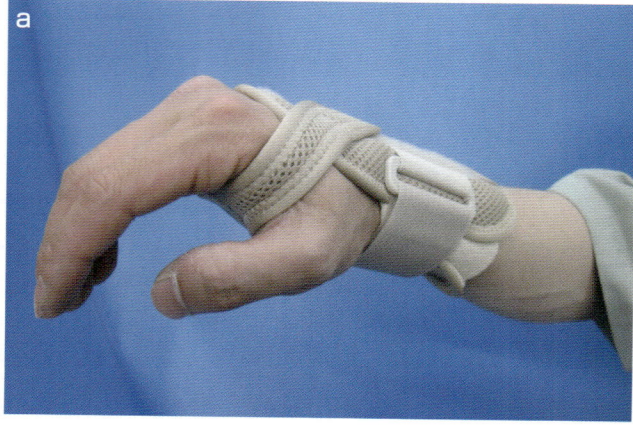
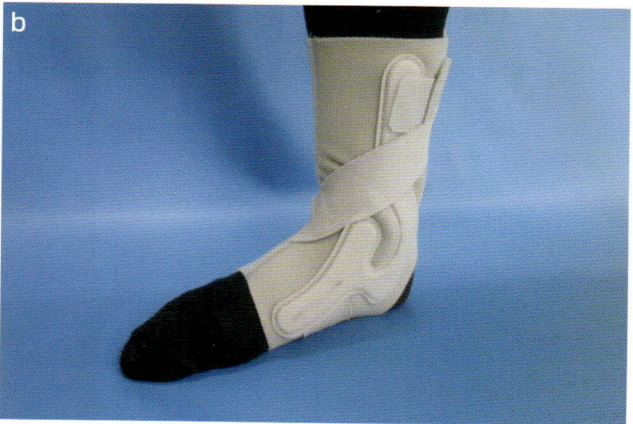

図5　採型をして作製するブレース例
a：PTB装具
b：上腕に装着した機能的装具
c：硬性コルセット

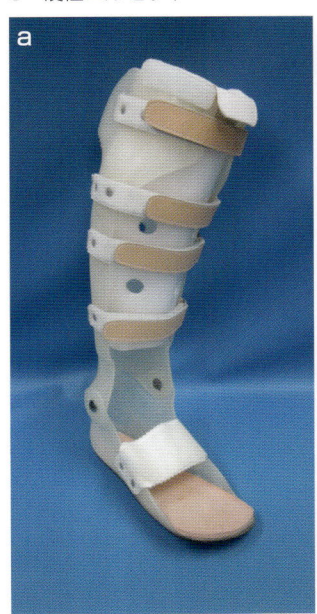
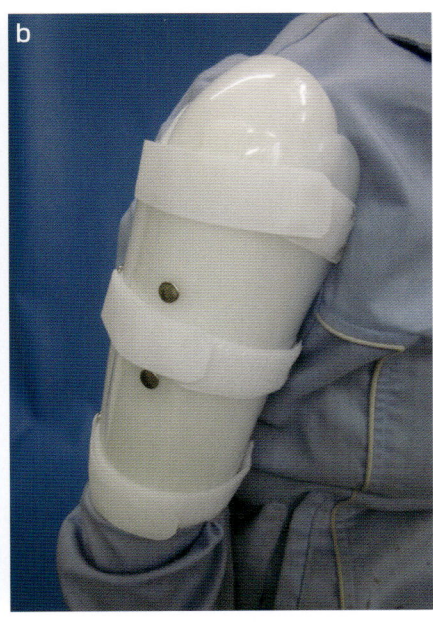
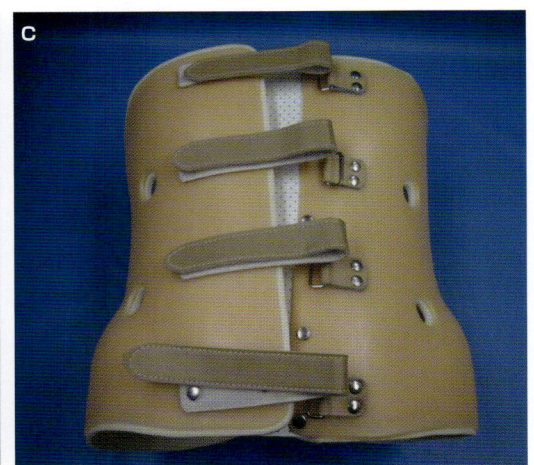

折部の安定性がまだ不十分であり，骨折部の整復位を損なう危険がある。従ってギプスシーネの除去の際は，整復位に留意して骨折部位を保持することが重要となる。

また，骨折治療の途中で，一時的にせよ外固定を除去することに，患者は多かれ少なかれ不安を覚える。除去している間，助手は固定部位を安定した位置で保持し，患者に不安感を抱かせないようにする。患者が痛みを訴えるときは，局所に無理な力がかかっていることであり，要注意のサインである。骨折部を安定した位置で保持できていれば一時的に外固定を除去しても痛みは少ないものである。

固定時の対応と注意点

●ギプスシーネの合併症

・皮膚障害

プラスチックギプスの場合，その断端で皮膚を傷つけることがある。ギプスシーネの断端を露出したままにせず，フェルトなどで覆う，あるいは切断面の角を落としなめらかにするなどの工夫をする。

ギプスシーネを作製する時に部分的に強く押し付けすぎる箇所があると，その部分で皮膚を圧迫し皮膚障害を起こす。このことはギプス固定と同様である。

・固定肢位不良

ギプスシーネが硬化するまで，治療者の望む固定肢位を保つ必要がある。特にギプスシーネではしっかり固まるまで固定性が弱いため，硬化不十分な状態で目を離すと治療者の望まない肢位で固定されることがある。ときには骨折整復位の損失につながる。

また足関節尖足位，手関節掌屈位など不良肢位での固定は，その後の関節可動域障害につながる。整復位安定のために必要がある場合はこの限りでないが，必要時以外は不良肢位での固定は避ける。シーネが固まったら，最終的に治療者自身の目

で固定肢位をチェックする。治療者の意図しない固定肢位であった場合、ギプスシーネを作りなおす手間を惜しんではならない。

・神経麻痺

腓骨頭および肘内上顆は、それぞれ腓骨神経、尺骨神経が圧迫されやすい部位である。ギプスシーネを当てるときに、この部を強く圧迫しないように注意する。同部位にフェルトや綿包帯を当てて圧迫を緩和するのもひとつの工夫である。ギプスシーネ装着後麻痺が疑われた場合には、シーネを外し、神経走行部位に発赤や水泡形成など圧迫所見がないかどうか確認する。

・循環障害

骨折直後の急性期では骨折部の腫脹による血行障害が危惧される。これを避けるために当初の外固定にギプスシーネを用いるので、ギプスシーネによる循環障害は生じにくいはずである。しかしギプスシーネを固定する包帯の圧迫が強いと、循環障害の危険がある。決して弾力性のない包帯を用いてはならない。

また、外傷に伴う血管損傷が隠れていることもある。ギプスシーネ装着後に、末梢の循環が保たれていることを確認することは最も重要である。そのうえで患者に、腫脹の予防のため患肢挙上を行うように指示する。

さらに循環障害が生じる危険性と循環障害の具体的症状（末梢の色調の変化、末梢の冷感、痛みの増強、しびれの増強、麻痺の出現）をわかりやすく説明しておく。

●看護師への注意点

・ギプスシーネ装着

固定する部位の皮膚に損傷や病変がないか確認する。皮膚損傷や皮膚疾患があれば医師に伝え、適切な処置をまず行う。泥などで皮膚が汚れていれば、患者に苦痛を与えない範囲で洗浄する。

医師の指示する固定肢位を保持し、医師がギプスシーネを当てる空間を確保する。固定肢位の保持は治療において最も重要であるため、しばしば医師自身で固定肢位を保持することがある。その場合はシーネを当てて包帯を巻くのは看護師の役割となる。強すぎず弱すぎず、一定かつ適切な強さでシーネを固定するように包帯を巻いていく。包帯を強く引っ張って巻くと締め付け過ぎてしまうので注意する。

・シーネ装着後の確認

ギプスシーネが十分硬化するまで固定肢位を保持する。十分な固定性が得られた場合、骨折部の疼痛はかなり改善している。そのうえで、循環障害、神経麻痺、皮膚の圧迫など不都合が生じていないか確認を行う。

・ギプス装着後の指導

自宅では患肢を挙上し、固定部位以外は動かして腫脹の軽減に努めるように指導する。さらに、ギプスシーネ装着後の合併症について十分患者に説明する。

循環障害はとにかく痛みが強くなること、神経麻痺はしばらく時間をおいて発生し、触った感じが鈍くなり、しびれが強くなって指や趾が動きにくくなること、固定部での圧迫が強いと指や趾がよく白くなったり冷たくなること、指や趾の腫れが強くなることなど、医師の指導と同じ内容をわかりやすい言葉で具体的に説明する。

こういった症状が出現した場合は夜中でも連絡するように伝え、連絡先を示しておく。また指導内容をカルテに記載しておく。

総論

骨折ギプス治療の適応・合併症・禁忌
小児

中瀬尚長
星ヶ丘厚生年金病院整形外科部長

小児骨折治療とギプス治療

小児骨折では成人に比して保存療法の機会が多いため，ギプス療法の果たす役割は大きい。実際の臨床の現場では，保存療法のみならず，手術療法を支援する用途も多く，バリエーションに富んだものとなる。

小児骨折に対するギプス治療の特徴と注意点

●小児例の特徴

装着時に泣きわめくため，協力が得られにくい。まず骨折部から固定し，痛みを軽減してから近位，ついで遠位にギプスを延長する。親の協力を求め，患児の間近で機嫌を取らせたり，体動を抑制させ，手袋を装着させて患肢を保持させたりすることなども場合によっては必要である。

・ギプス装着後の順応

比較的良好である。そのためにも機能的肢位を考慮した装着が特に望まれる（図1）。

・ギプスの適合

サイズが小さいため，ギプスの適合が難しい。モールディングや副木の成型など，

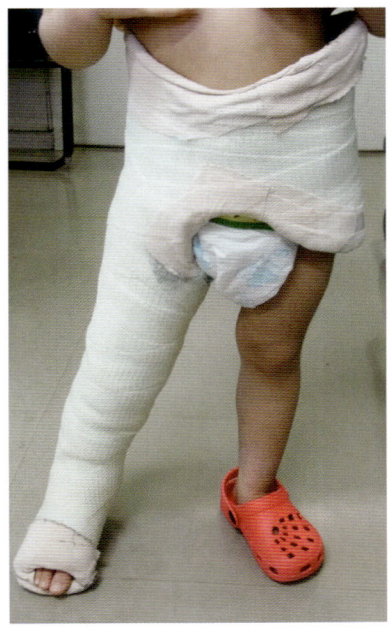

図1 小児骨折に対する機能的ギプス
（大腿骨骨折牽引後のギプス例）
小児は概してギプス治療に対する順応がよいので，症例に応じた機能肢位を考えて装着するとより一層効果的である。

形状に合わせた装着の工夫が大切である（図2）。

・**ギプスのずれ，破損**

動きが活発なため，ギプスがずれたり破損しやすい。頻回の外来受診が必要なことや，異常所見，異常発生時の対応などを親に十分説明し，緊急の連絡先を知らせておく。

●事前準備

実際にギプスを巻く際の留意点を下記に列挙する。これらのポイントをすべて確実に把握したうえで処置に取りかかる。自身が主導で巻く場合にはスタッフにこれらの事項を告げ，自身が助手の場合には，主導医に確認する。

① 骨折部位はどこか？
② 患者の体位・肢位と各スタッフ，保護者の立ち位置
③ 巻きかたを明確にシミュレーションする。
　・巻き始めと終わりの部位の目安（ランドマーク）
　・要注意の除圧部位（圧迫してはいけない場所）
　・固定を強化する部位（ギプスを多めに巻く部位）
④ 固定肢位
⑤ ギプスの種類
　・下巻きの種類とサイズ，キャスト（ギプス包帯）型か副木型か？
　・サイズと素材は？

●施行後の注意

ギプス巻き完了後もギプスが十分に硬化するまで待機させ，数十分程度様子をみてから帰宅させる。合併症や異常所見とその発見法，緊急の連絡先について保護者に伝えておく。

図2　小児骨折に対する整復操作とギプスのモールディング（橈骨遠位端骨折例）（文献1改変）
a：遠位骨片が背側に転位している。
b：いったん背側方向に牽引して（青矢印），オーバーラップを解除する（赤矢印）。
c：転位と逆方向に整復（骨折部では掌側から，その両サイドは背側から力を加える，矢印）する。
d：遠位骨片が再度背側に転位しないように，整復時と同じ部位，方向からの支えが効くよう（矢印）にモールディングする。

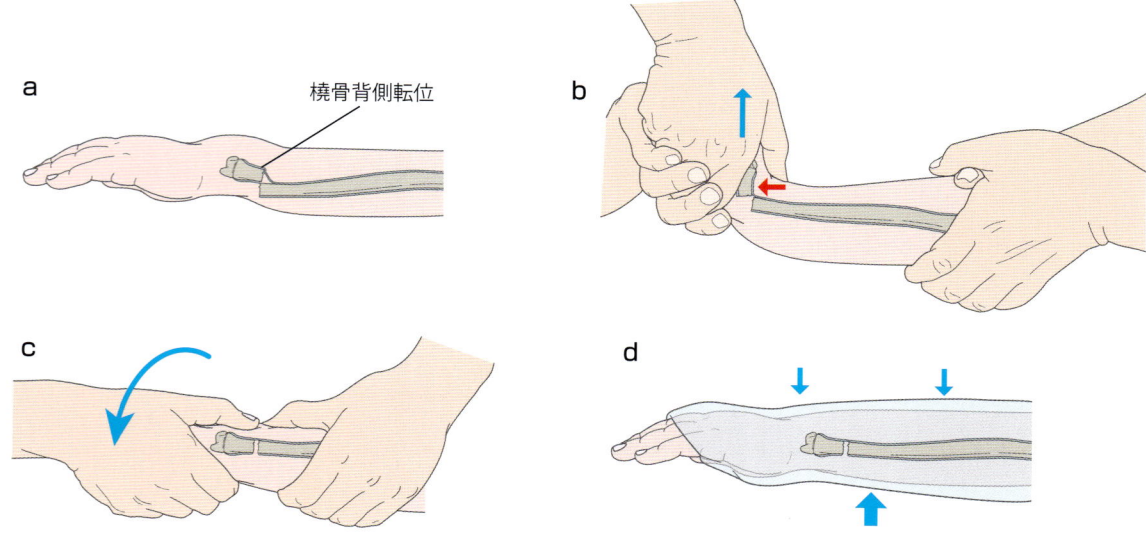

用途と目的

実際の使用に際しては，下記のような用途での使用が考えられる．使用する際の目的に応じた使いかたが大切である．

●ギプス療法だけで骨折を治療する場合（整復位保持と骨癒合獲得）

・適応

原則的に安定型で転位の少ない骨折，あるいは簡単な徒手整復後安定性が獲得されている骨折が適応である．

・ギプス巻きのコツ

再転位予防のためのモールディング手技が重要である．受傷後早期から巻くので，腫脹が軽減した時点で，適宜巻き替えが必要である．

●牽引治療に引き続きギプスを施行する場合（図2）

・適応

腫脹が消退し，仮骨が少し形成され，短縮の心配が少ない場合が適応となる．

・ギプス巻きのコツ

装着後の骨折部転位の防止や，装着下のQOL向上のため，機能的肢位で，しっかりモールディングさせて巻く．

●手術療法を支援する場合

・適応

術前の応急的固定．副木を活用するが，容易にずれることを想定しておく．

・術後固定

固定レベルと固定肢位を確認しておく．手術創や経皮鋼線の部位を過度に圧迫しないように配慮し，看護師や保護者に創部や鋼線の位置を伝えておく．

合併症（表1）

●合併症の早期発見

合併症については，特に乳幼児においては泣くばかりで訴えが不明瞭なため発見が遅れてしまうことがある．外来治療の場合には保護者への十分な指導が重要である．

少なくともギプス固定の翌日には機嫌が悪いということは考えにくく，機嫌不良が続く，ずっとご機嫌であったのが急に悪くなったという場合には，早急な受診を促す．

●コンパートメント症候群

表1に示す合併症のなかで特に注意を要するのは，コンパートメント症候群である．決してギプス療法だけが発症の原因とはならないが，ギプス装着後に生じることが多く，上肢におけるVolkman拘縮はその代表例であり，下腿も好発部位である．発見，対処が遅れると重篤な後遺症を残してしまう．

症状として教科書的には5P（pain＜疼痛＞，paresthesia＜知覚異常＞，

表1　小児骨折後ギプスの合併症

名称	症状	予防	対処
コンパートメント症候群	著明な疼痛／腫脹	副木固定，ギプスに割入れ	ギプス除去 圧測定 緊急筋膜切開
上腸間膜症候群（Cast Syndrome）	嘔吐，イレウス（体幹，Hip Spicaギプス時）	腰部過前弯体位の禁止 腹部のギプス圧迫防止	早期のギプス除去
ギプス内，ギプス端褥創	皮膚障害（発赤，壊死，潰瘍）	過度の圧迫防止，ギプス端成型ずれの予防 （手足にギプスの端の部位をマークしておき，ずれがないかチェックする）	ギプス除去
ギプス内転位	ない場合が多い 単純X線撮影でわかる	外来の受診間隔を開けすぎない	ギプス巻きかえ 再整復（再手術）
ギプスカット時の創	熱傷または切創部	カット時のカッターを冷却 下巻きが取れている場合には追加 （カッターが直接皮膚に触れないように配慮）	褥創処置に準じる

paralysis＜麻痺＞，pulselessness＜動脈拍動消失＞，pallor＜蒼白＞）であるが，それらが出そろう頃には既に不可逆性の状態であることが多く，激烈な（鎮痛薬無効な）疼痛があり，腫脹が高度な場合にはまず本合併症を疑うべきである．

●褥瘡

ギプスがずれることにより生じ易いギプス内褥創も重篤な醜状痕につながる可能性があるので，指先や趾先などギプス端から露出していた部分が後退するといった，ずれを疑わせる兆候がみられたら，素早い処置が必要である．

●骨折部の転位

小児はギプスへの順応がよく，ギプス装着下に活発に動き回るため，いくら上手くギプスを巻いてもギプス内で骨折部が転位することがある．その場合も症状に乏しいことがしばしばある．転位してしばらく経過すると，そのまま仮骨が形成されて変形治癒となってしまい，治療が困難になるため，骨癒合が完成するまでは外来通院の間隔をあまり空けないほうが安全である．

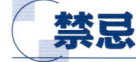 禁忌

●虐待が疑われる場合

ギプスを巻いて帰宅させてはならない．入院加療が原則である．

●腫脹の強い状態

副木固定とする．その場合弾性包帯を使用する．

●開放創がある場合

開窓して創部の観察が可能なようにしておく．

●不良肢位
不良肢位では巻かない。不良肢位をとらせないことが重要である。

●不安定な骨折の場合
ギプス包帯とはせず，まず副木固定もしくは牽引療法により腫脹軽減をはかる。

ギプスの材質（図3）

小児骨折には一般的に汎用されている硬性プラスチックギプス以外にも，使用可能な素材があるので紹介する。

●プラスチックギプス
最も一般的に用いられる。

●軟性プラスチックギプス（ソフトキャスト）
弾力性を有しており，鋏で容易に切れて，包帯のように徒手的に除去可能であり，装着のままの歩行も容易である。装具の代わりとして使用できる。安定した転位のない骨折や適度な架橋仮骨形成が生じていて，最終的な骨癒合を待機中の症例等に適している。

●石膏ギプス
主に内反足の矯正ギプスとして用いられているもので，ギプスの辺縁が柔らかくて皮膚に優しく，湯につけても除去できる。固定力はプラスチックギプスと変わらず強固であり，モールディングもしやすいが，硬化時間が長く，装着技術の習熟も必要である。

図3 小児骨折に便利な特殊素材のギプス（いずれもギプスカッター不要）
aは実物，bは装着・除去時の様子である。
a：ソフトキャスト（3M™ スコッチキャストソフト TN ソフト -J）
柔らかい素材であり，はさみで切ってサポーター代わりに使用できる。
b：石膏ギプス（プラスランギプス，アルケア）
沐浴の湯につけると崩すように除去できる。

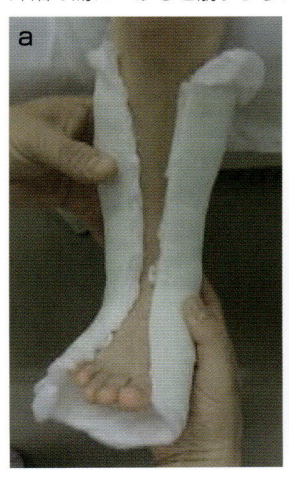

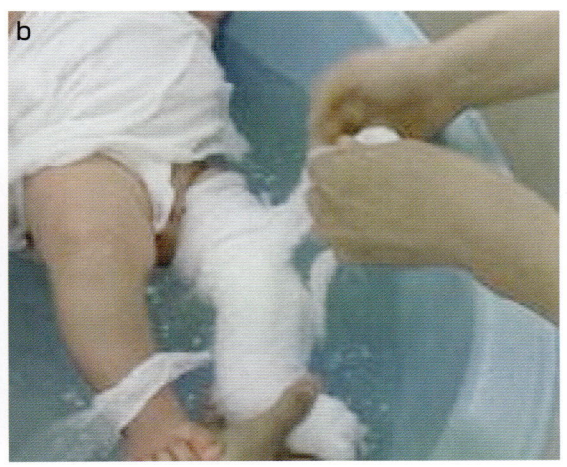

文 献

1. Waters PM and Bae DS. Fractures of the Distal Radius and Ulna. Rockwood and Green's Fractures in Children. 7th ed (ed. By Beaty JH and Kasser JR). Lippincott Williams & Wilkins; 2010. 292-346.

総論
骨折ギプス治療の適応・合併症・禁忌
成人

市村和徳
西能病院副病院長

適応のポイント

●骨折の保存療法

多くの皮下骨折，転位が軽度の骨折は，保存療法の適応であり，ギプス療法の適応となる。逆にギプス療法の適応とならない場合とは，

①非観血的整復ができなかった骨折，
②関節面が転位している骨折（骨折部位によって許容範囲は異なるが，数mmの転位でものちに関節症となることがある），
③悪性腫瘍転移部に生じた骨折（一時的に除痛目的でギプス固定を行うことはある），
④動脈損傷，神経損傷を伴う骨折，
⑤多発外傷

などである。

●骨折部の安定性

骨折整復操作を行い，良好な整復位と骨折部の安定性が獲得できれば，骨折ギプス治療の適応となる。しかし，頻回に経過をみることが必要であり，骨折整復位の維持が困難となれば，他の固定法を検討する。

●皮膚の状態

開放骨折では，創外固定などを用いて骨折部を安定化したうえで創部の処置を優先する。基本的にギプス固定を用いることはない。皮膚に外傷や病変があり，皮膚の状態を観察する必要がある場合もギプス固定は避ける。

●神経障害

神経疾患，重症糖尿病などにより，ギプスを巻く部位に知覚障害がある場合では，ギプスの圧迫による皮膚障害を自覚できない危険があるので，ギプス固定は避ける。

●患者の理解度

骨折の保存療法を成功させるには，骨折部の状態を頻回にチェックする必要がある。患者には，定期的な通院治療の必要性，骨折部の経過に合わせてギプスを巻きなおすこと，保存療法から手術療法に移行する可能性，ギプス固定に伴う合併症などを丁寧に説明し，患者の理解が得られた場合にギプス固定を行う。治療に対する

患者の理解と協力が得られない場合のギプス固定は慎重に判断する。

合併症

●循環障害

骨折の急性期にギプス固定を行うと，局所の腫脹による循環障害を招く危険がある。通常，急性期ではギプスシーネによる固定を行う。

急性期にギプスを巻く必要があり，かつ循環障害が危惧される場合は，ギプスに縦割を入れ，局所の腫脹によるギプス内圧の上昇を予防する。このとき，ギプスの下巻きまで切離しないと十分な徐圧にはならない（図1）。1cm程度の幅で2本の縦割を入れ，間の溝を切り取って徐圧する方法もある。切り取った部分から皮膚の圧迫状態を判断することができる。

安静時には患肢を挙上するように指導する。また固定部位以外の手指，足趾を十分に動かし，循環改善を促すように指導する。循環障害を示唆する，疼痛の増強，皮膚の色調変化，知覚鈍麻などの症状を認めた場合は，ギプス除去を躊躇してはならない。もし仮にギプスを外すことで骨折の整復位が一時的に失われたとしても，合併症により生じてくる障害の重篤性を考慮すれば許される。

このような症状が出現した場合は，たとえ夜中でも連絡するように伝え，連絡先を示しておく。また，指導内容はカルテに克明に記載しておく。

●神経麻痺

ギプスの圧迫による神経麻痺に注意する。下肢ギプスでは腓骨頭部での圧迫による腓骨神経麻痺が多い。足趾の背屈力低下や足部の知覚鈍麻に注意する。上肢ギプスでは上腕骨内上顆での尺骨神経の圧迫に注意する。また，上肢ギプスで，指MP関節部まで固定した場合，MP関節部での指の伸展が判断できない。橈骨神経麻痺が隠れていることもあり要注意である。

ギプス固定後は，手指，足趾の動きに注意し少しでも神経麻痺を疑った場合にはギプスを除去し，原因の改善に努める。

図1 循環障害が危惧される場合
あらかじめギプスを縦割しておく。
a：ギプスの全長にわたり縦割を入れる。
b：下巻きの綿包帯，ストッキネットも切り開くことで十分な徐圧となる。

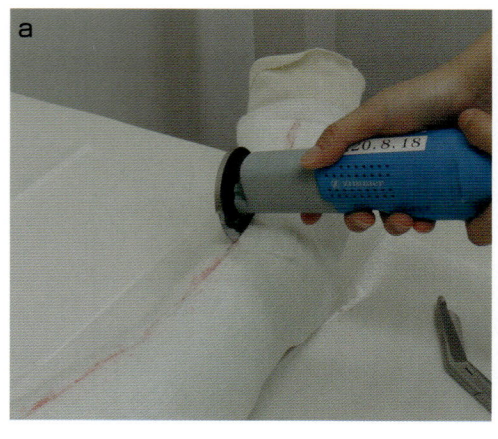

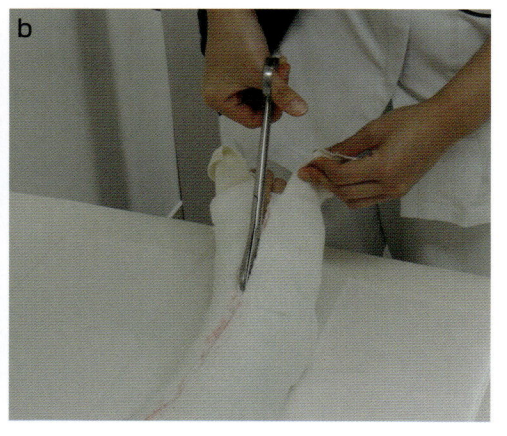

表1 ギプスで圧迫を受けやすい部位

上肢	肘内上顆
体幹	季肋部
	上前腸骨棘
	仙骨部
下肢	大転子部
	腓骨頭
	踵部

● 皮膚障害

ギプス固定を行う際に骨が突出している部分で圧迫による褥瘡ができやすい。ギプス固定を行うときには、これらの部分に十分なパッドを当て、皮膚を保護する（表1）。

ギプスを巻くときに、保持する人が指先などで部分的に力を入れたり、ギプスが固まる前に角ばった枕に置くとギプスにへこみができる（図2）。このような部分でも圧迫褥瘡ができることがある。

● 不良固定肢位

骨折部の安定性が得られているならば、できる限り良肢位での固定を行う。たとえば、足関節尖足位、足関節内反位、手関節尺屈位、掌屈位などで長期間固定すると、後に日常生活上不都合が出やすい（図3）。

骨折部での整復位を保つため、あるいは治療上の必要性から不良肢位で固定せざるをえない場合には、できるだけ短期間とし、骨折部の安定性が得られた後に速やかに良肢位でのギプス固定に変更する。

● 廃用性萎縮，関節拘縮

患者のなかには、骨折した場合に安静が必要と思いこみ、固定していない関節部分も動かさないでいる人がいる。患者には、動かさないでいると筋肉は萎縮し、関節は固くなるので、固定していない部分は積極的に動かすように指導する。

図2 ギプスのへこみ
ギプスのへこみは圧迫褥瘡の危険となる。
a：指先で強く保持したためにできたへこみ（矢印）。
b：ギプスが固まる前に角ばった枕の上に置くとへこみができる（矢印）。

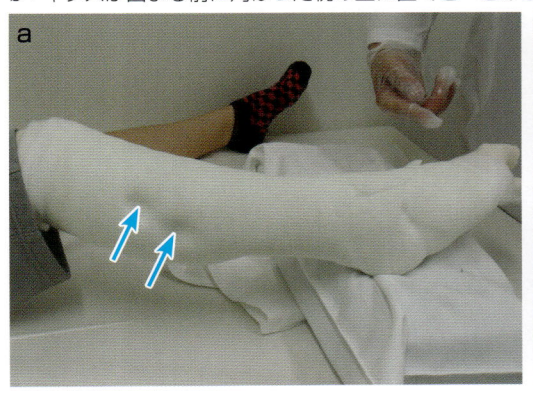

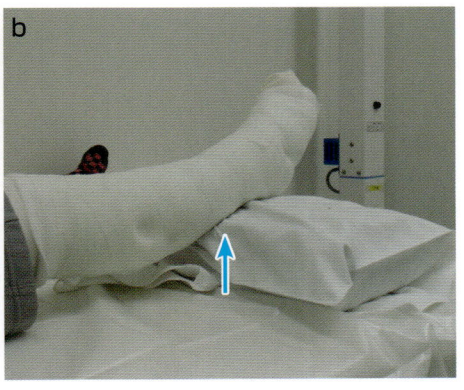

図3 不良肢位での固定
治療者の意図があるとき以外はこのような不良肢位での固定は避ける。
a：足関節尖足位，内反位
b：手関節尺屈位，掌屈位

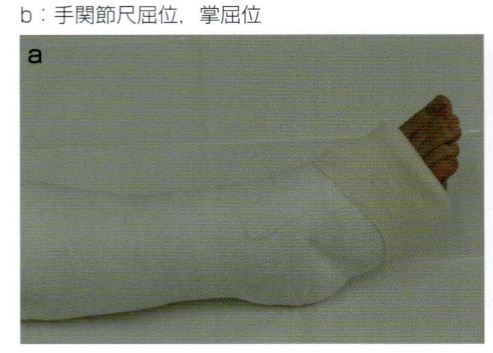

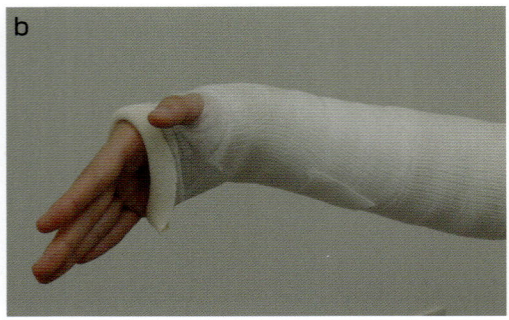

　しかし口頭で，固定していない部分を動かしてくださいと指導しても患者はなかなか理解しない。実際に動かす様子を確認しながら具体的な運動のしかたを伝えることが重要である。

●末梢部の浮腫

　しばしばギプス固定した末梢部分には浮腫が生じる。そのため安静時には患肢を挙上し，一方で指や趾は積極的に動かすよう指導する。浮腫が続く場合は，末梢部分を圧迫包帯で巻くのも有効であるが，ギプスをいったん除去し，局所圧迫がないかどうか確かめるべき場合もある。

●ギプスの緩み

　骨折部の腫脹が改善すると，ギプスに緩みが生じる。このようなギプスでは，ギプスと皮膚の間がこすれて皮膚の障害につながる。また，緩みの生じたギプスでは骨折部の固定性を損なう。ギプスに緩みを認めたときに，ギプスを巻きなおす手間を惜しんではならない。

禁忌

　基本的には，骨折の保存療法でギプスを巻くことに対する禁忌は少ない。しかし，以下の点は留意するべきである。

●骨折部の皮膚損傷

　骨折部に開放創がある場合，皮膚が圧挫され壊死の危険がある場合では，皮膚の状態を治療あるいは観察できる固定手段を選択する。

●血管損傷

　損傷血管の処置など循環障害に対する処置を優先させるべきである。循環障害が危惧される状態でギプスを巻くと，局所の圧迫により循環障害が悪化する。状態が落ち着くまで他の固定を選択し末梢循環の観察を行うべきである。

総論
骨折ギプス療法の適応・合併症・禁忌
高齢者

松村福広
自治医科大学整形外科学講師

高齢者特有の病態

　骨折治療の目標は骨癒合であるが，可能な限り骨折前と同等の機能を獲得することが求められる。しかし高齢者の骨折には，手術療法を選択しても，保存療法を選択しても良好な機能成績を獲得することが困難な症例があり，さまざまな問題を生じることさえある。これは，

　①内科合併症
　②骨粗鬆症
　③理解力の低下
　④軟部組織の脆弱性
　⑤筋力低下
　⑥関節の易拘縮性

など，高齢者特有の病態によるところが大きい。ギプス療法を行ううえでも，これら高齢者特有の病態を理解することが重要になる。

ギプス療法の適応

●ギプス療法の意義

　高齢者骨折に対するギプス療法の適応となるケースは限られる。しかし適応を守り，正しいギプス固定を行えば，手術療法に劣らないADLを獲得できることも事実である。

　上肢では，上腕骨近位部・骨幹部（ハンギングキャスト法），橈骨遠位端[1]，手指骨などはギプス療法が可能であり，下肢では脛骨骨幹部，足関節，膝蓋骨が適応となる。特に転位が少なくアライメントが良好な骨折では，骨癒合しやすい部位もあり有用な治療法になる。

　一般的に治療成績が同程度で手術が回避できるのであれば，手術を希望する患者ばかりではないので，本手技は修得すべき技術である。

　例えば橈骨遠位端骨折など部位によっては，できる限り麻酔下に徒手整復を行い保存療法の可能性を試みたほうがよい骨折もある。仮に十分な整復ができなくて手術を考慮しなければならない場合，ある程度の整復位が獲得できていればCTなどで骨折部の詳細を理解しやすく，腫脹や疼痛の軽減にもつながるためこの手間を惜しむべきではない。

●高齢者に対するギプス療法の有効性

　特に高齢者に限った場合，転位した不安定型の橈骨遠位端骨折に対して，ロッキングプレートを用いた内固定術と保存療法を比較した研究で，臨床成績に有意差はないという報告[2]もあるため，初期治療に徹底した徒手整復を行い，そしてギプス固定による保存療法を行う意義はある。

　高齢者に限った研究ではないが，手術群とギプス固定による保存群を比較した場合，足関節外果不安定骨折[3]あるいは内果単独骨折[4]の治療成績に有意差がなかったという報告もある。ただし高齢者でギプス治療の適応となるのは，良好な機能を獲得するうえでも，ギプス固定の意義を理解し，治療に協力的でかつギプス装着中および除去後もリハビリテーションに熱意がある患者である。

合併症と予防策

●骨折部再転位・変形治癒

　骨質は脆弱で骨膜も薄く，軟部組織がルースなため，ギプス固定で整復位を保持することは難しい。よってギプス固定後3週間以内はこまめにX線のフォローが必要で，弛みが生じれば容易に骨折は転位を生じるため，より圧着したギプスに巻き替える。

　最初の固定後，1週間以内のX線検査は必須である。許容できない程度の変形であれば内固定を考慮する。ギプス固定時には良好な整復位が得られていても，治療経過中に骨折部の転位が生じれば手術療法に変更する可能性を説明しておく。

●循環障害

　高齢者に限ったことではないが，コンパートメント症候群には十分注意しなければならない。ギプスがきつく，手指の腫脹が悪化すればのちに複合性局所疼痛症候群や関節拘縮を招く。認知症の患者では疼痛やしびれなどの訴えがなく，発見が遅れることもある。特に受傷後早期はギプス固定部位の末梢側の色調や動き，知覚障害の有無に注意する。不安がある場合は，ギプスシーネ固定とする。入院中であれば頻回の観察を行う。

●皮膚障害

　軟部組織が脆弱であるため，皮膚潰瘍や褥瘡には注意しなければならない（図1）。骨突出部にはパッドを当てるなどの予防が必要であるが，定期的な皮膚の観察も行う。またギプス除去時には腫脹は軽快し皮膚にはしわがよる。ギプスカット後に下巻き包帯を切る場合，ギプス用の先端が平らになった鋏を用いても伸びた皮膚を誤って切ってしまうことがあるので十分に注意しなければならない。

●深部静脈血栓症

　ギプス固定に限ったことではなく，観血的治療においても生じうる合併症である。しかし内科合併症を有する頻度が高く，ギプス固定で不動になりやすい高齢者ではその可能性は高くなる。ギプス固定は外来で治療することが多いため，インフォームド・コンセントを含めた患者教育が重要である。

図1 褥瘡
85歳，男性。転位のない足関節内果骨折に対してギプス固定を行った。ギプス装着後2週間，踵部に褥瘡を生じた。

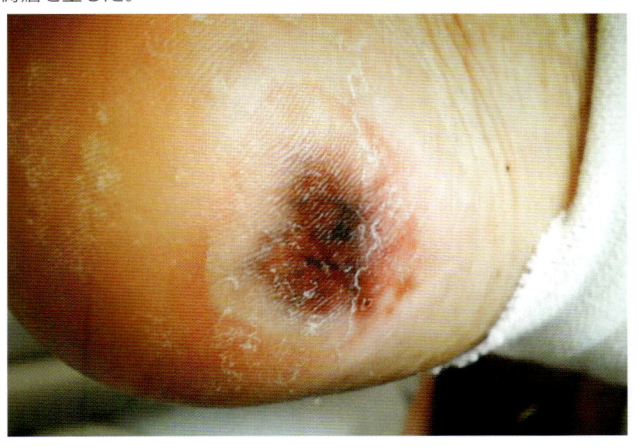

●関節拘縮

骨癒合が得られても，関節拘縮が残ったのでは意味がない。小児では長期間のギプス固定であっても関節拘縮を生じることは少ないが，高齢者では短期間の固定でも容易に関節拘縮を生じる。また手関節や肘関節のギプス固定後に肩関節の拘縮をきたすなど，隣接関節への影響も少なくない。

関節拘縮を予防するためにはギプス固定時の肢位や固定期間が重要な因子になるが，腫脹が強いときに窮屈なギプスを巻くと固定部位から遠位にある関節は拘縮しやすい。そこで腫脹の強い急性期にはギプスシーネ固定とし，腫脹が軽快してからギプス固定に変更する。また，ギプス固定部位以外の関節は可能な限り可動域訓練を行わせる。

禁忌

徒手整復不能，重度軟部組織損傷，神経麻痺，感染創，皮膚炎などの皮膚疾患，コンパートメント症候群の合併例は，高齢者でなくともギプス固定の適応にはならない。

●認知症，精神疾患

高齢者に特有の禁忌事項として認知症や精神疾患の合併が挙げられる。高齢で認知症が強く手術ができないからといって安易にギプス固定を行い，かえって合併症を生じることがある。例えば大腿骨骨幹部・顆上骨折や上腕骨骨幹部・遠位部骨折にギプス（シーネ）固定を行った場合，十分な固定力が得られず，骨片が皮膚を突き破り開放骨折になることがある（図2）。ギプスによる皮膚潰瘍などの皮膚障害の発見が遅れることもあるので（図3），ギプス療法の適応はない。

図2 開放骨折
a：78歳，女性。認知症例。転位のない上腕骨遠位端骨折に対してギプス固定で治療された。
　ギプス装着3週後，近位骨片が皮膚を突き破り開放骨折となった（矢印）。
　外に出た近位骨片は前医により切除された。感染を併発したため紹介となった。
b：X線像
c：CT像

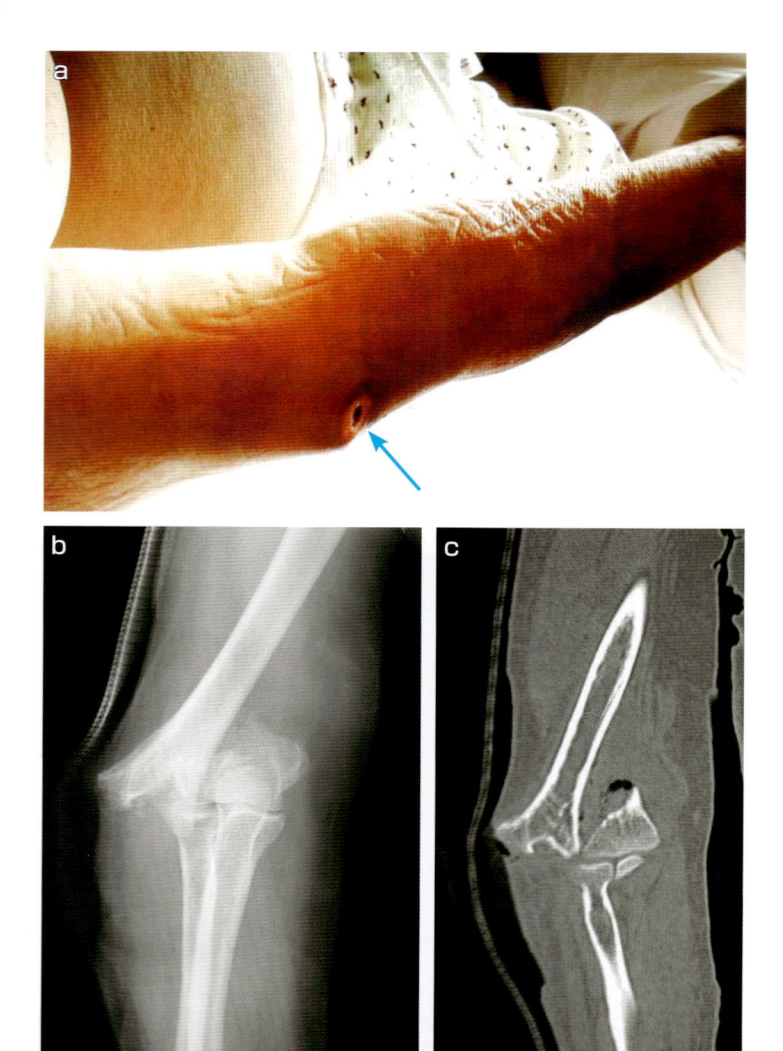

図3 コンパートメント症候群
65歳，女性。アルツハイマー例。下腿骨折に対してギプス固定がなされた。受傷2週間後に左足関節内果に皮膚潰瘍を生じている。下腿中央の創はコンパートメント症候群に対する手術痕である。

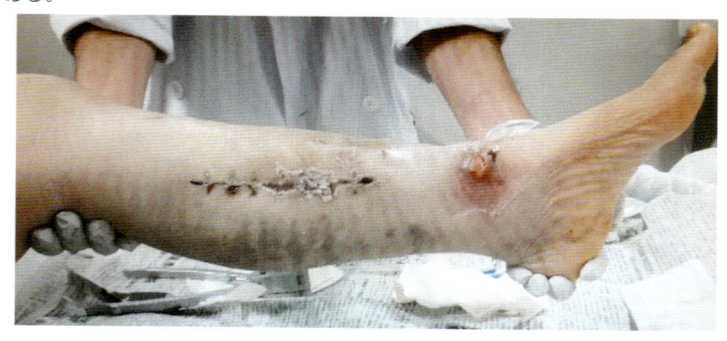

● **長期間の安静**

高齢者を長期間安静にしておくことは困難かつADLの著しい低下を招くため，安静を強いなければならない場合は，ギプス治療を選択するのではなく，可能であれば手術療法を選択したほうがよい。

● **新鮮骨折**

骨折型では上腕骨遠位端骨折，前腕骨骨幹部骨折で転位がほとんどない場合，ギプス療法が選択される場合があるが，ほぼ偽関節となる。高齢者だからといって，新鮮骨折に対する適切な治療時期を逃すことは厳に慎まなければならない。

文献

1. 斎藤英彦. 保存療法の適応と禁忌. 橈骨遠位端骨折　進歩と治療法の選択. 斎藤英彦, 森谷浩治編. 東京: 金原出版; 2010. 100-4.
2. Arora R, Lutz M, Deml C et al. A prospective randomized trial comparing nonoperative treatment with volar locking plate fixation for displaced and unstable distal radial fractures in patients sixty-five years of age and older. J Bone Joint Surg Am 2011; 93: 46-53.
3. Sanders DW, Tieszer C, Corbett B. Operative versus nonoperative treatment of unstable lateral malleolar fractures: A randomized multicenter trial J Orthop Trauma 2012; 26: 129-34.
4. Herscovici Jr D, Scaduto JM, Infante A. Conservative treatment of isolated fractures of the medial malleolus. J Bone Joint Surg Br 2007; 89: 89-93.

総論
骨折整復手技と外固定
上肢骨折

石黒　隆
いしぐろ整形外科院長

　日常の診療で遭遇する機会の多い上肢の骨折で，ギプスシーネあるいはギプス固定を必要とするのは橈骨遠位端骨折と前腕骨骨折，手の基節骨骨折と中手骨骨折，舟状骨骨折そして肘関節周囲の骨折などである。上腕骨近位端骨折は三角巾とバストバンドによる固定が行われる。

骨折整復手技

　基本的に転位のある骨折に対しては整復操作が行われる。骨折面の適合性を良くし，許容可能な転位の範囲に収めることが大切である。
　整復操作を必要とする主なものは上腕骨近位端骨折，上腕骨骨折，肘関節周辺骨折，前腕骨折，橈骨遠位端骨折，中手骨骨折，基節骨骨折などである。
　骨折の部位によっては手術的治療が最初から適応となるものもある。

●基本的な整復操作
・側方転位
　骨幹部骨折で完全に側方への転位がみられるものは，骨膜の残存する側に折り曲げるようにして，末梢に牽引しながら整復する(図1)。
・屈曲転位
　骨折部の両側を把持し，骨折面を支点として反対側に折り曲げるようにして整復する(図2)。
・短縮転位
　斜骨折などで短縮転位しているものは末梢への牽引力を加えることで整復されるが，牽引力を取り除くと再転位する(図3)。

●外固定
　受傷直後の腫脹の強い場合はギプスシーネを用いる。簡便なため，既製のパッド付きギプスシーネを用いることが多い。よりしっかりとした固定力を必要とする場合には，一度ギプス固定をしてからシャーレとして用いることもある。
　ギプス固定にはプラスチックギプスを使用することが多い。3〜4重に巻かれていれば固定力は十分である。固定後に血行障害や神経麻痺を作らないように注意する。
・上腕骨近位端骨折
　上腕骨近位端骨折で骨頭の骨折面と骨幹端との適合性が悪いものは，0-position

図1　側方転位の整復操作
a：末梢骨片は連続性のある骨膜側に転位している。
b：末梢骨片を連続性のある骨膜側に過伸展する（矢印）。
c：末梢骨片を牽引しながら骨折面を押し込む（矢印）。
d：整復された状態である。

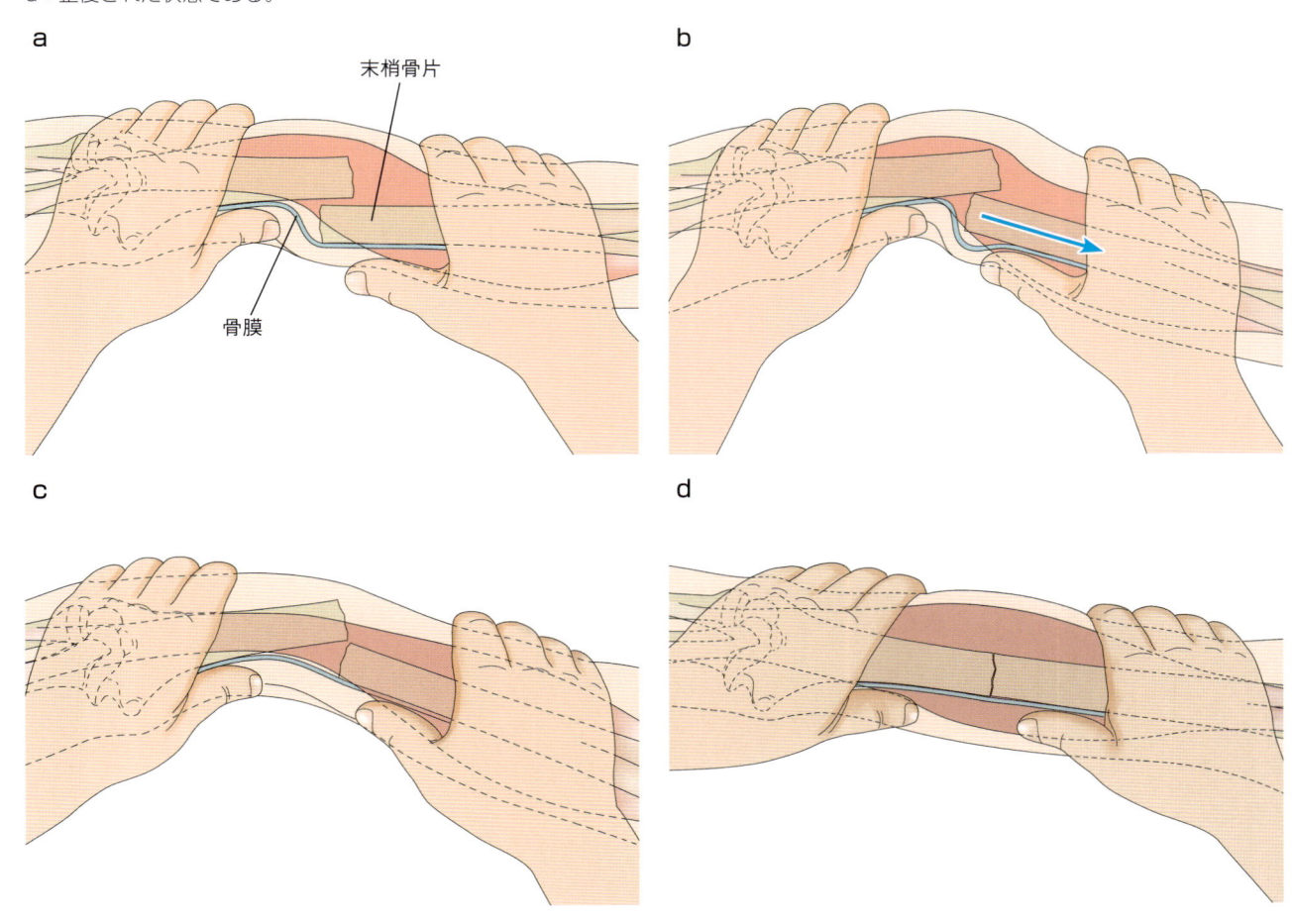

a

b

c

d

図2　屈曲転位の整復操作
a：連続性のある骨膜側に屈曲転位する（矢印）。
b：骨折面を支点にして折り曲げるようにして整復する。

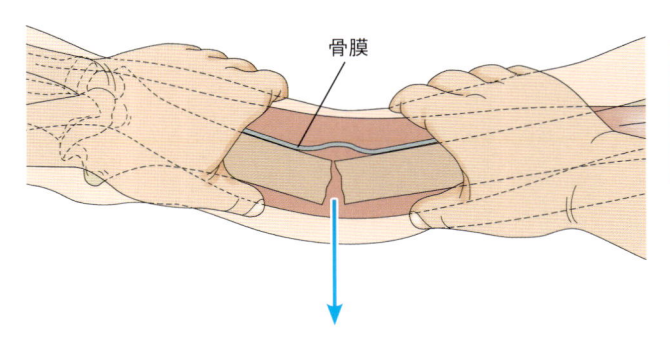

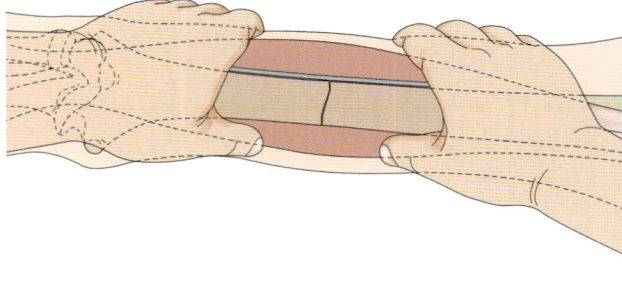

a

b

図3　短縮転位の整復操作
a：末梢骨片は筋肉の収縮により短縮する。
b：末梢への牽引力を加えると容易に整復されるが，骨折面でのひっかかりがないと容易に短縮転位する。

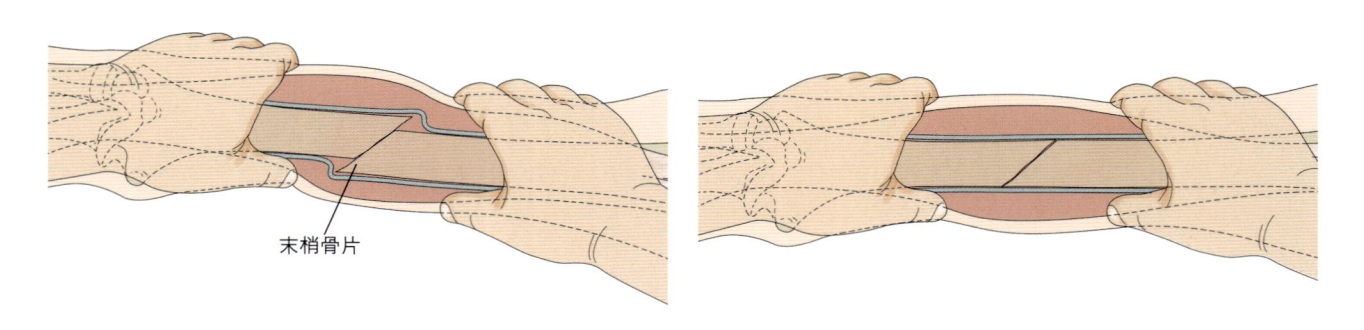

a

b

末梢骨片

図4　上腕骨近位端骨折に対する整復操作
骨頭の骨折面と骨幹部の骨折面との適合性が得られていない場合には，0-position位で整復操作を加える。骨頭の骨折面と骨幹部の骨折面とが3/4以上接触していれば問題ない。

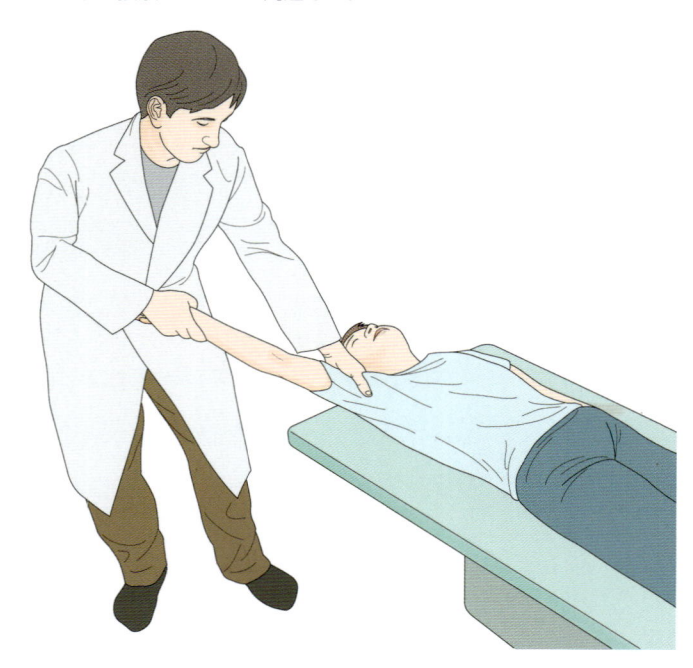

位で牽引を加えながら側方転位を徒手的に整復する（**図4**）。骨頭の骨折面と骨幹端の骨折面とが3/4以上の接触が得られていれば問題ない。安静時には三角巾とバストバンドによる固定を行い，1週後から下垂位での早期運動療法を行う。

・上腕骨折，肘周辺骨折

　転位の大きい上腕骨骨折および肘周辺骨折は固定材料が進化したため手術的に治療されることが多い。肘関節の早期運動療法は自動運動のみとし，異所性骨化発現の原因となる他動的な屈伸運動を行ってはならない。

・小児の前腕骨折

　小児の前腕骨骨折は若木骨折のことが多い。自家矯正も期待できるが，転位の大きな場合には整復操作を行っている（**図5**）。屈曲転位は逆方向に折り返すようにし

図5 右両前腕骨骨折
7歳，女子。
a：初診時のX線所見である。橈骨末端は側方転位し，尺骨は屈曲転位している。
b：整復直後のX線所見である。まず橈骨を整復してから，尺骨の整復を行う。3週間はsugar tongs型のギプスシーネをあてがい，その後前腕ギプスを1週間施した。
c：受傷後7週のX線所見である。良好な骨癒合が獲得されており，治癒とした。

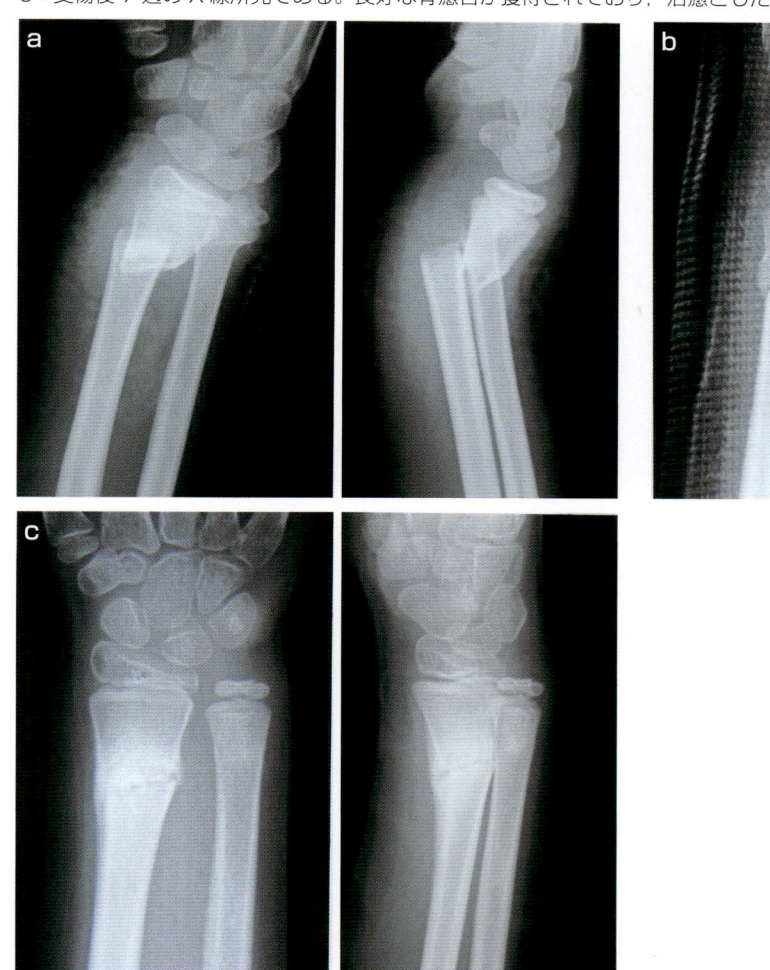

て整復する。完全に側方転位している場合には，一度過伸展するようにしながら末梢に牽引し，末梢骨片の中枢端を押し込むようにして整復する。

・橈骨遠位端骨折

　若年者や成人の橈骨遠位端骨折はできるだけ解剖学的な整復位を獲得するように努力する。整復位の得られない場合には手術療法も考慮される。しかし，高齢者ではそれほど強い握力を必要としないので，保存的に治療されることが多い。高齢者では許容可能な転位を残して骨癒合することになるが，尺側部での不安定性がない限り機能的には問題ない。

　固定に際しては，MP関節の屈曲を妨げないようにギプスシーネの掌側末梢端は近位手掌皮線までとする。

・基節骨骨折

　基節骨骨折は掌側凸の典型的な転位パターンを呈する。指には多数の腱が複雑に関与しているため，容易に拘縮を作りやすく，治療に難渋する骨折のひとつである。Burkhalterらが初めて保存的にMP関節屈曲位での早期運動療法を行い，その有用

性について報告した。

　上肢の骨折では機能的な障害を残さない，あるいはできるだけ少なくするようにしなければならない．保存的に治療する場合，整復操作および適切な固定を行い，拘縮を予防するための早期運動療法そして腫脹を減退させるための手の挙上運動なども行わせる．

文　献

1. 石黒　隆．外傷に対するプライマリケア．整形外科プライマリケアハンドブック，片田重彦・石黒　隆共著改訂第2版，南江堂，東京，p.139-234,2004.
2. 石黒　隆ほか．橈骨遠位端骨折，NEW MOOK整形外科　No.16:188-195,2004.
3. Burkhalter W et al. Closed treatment of the hand. Bull Hosp Jt Dis 44:145,1984.
4. Reyes FA et al. Conservative management of difficult phalangeal fractures. Clin Orthop 214:23-30,1987.
5. 石黒　隆ほか．指基節骨および中手骨骨折に対する保存的治療－MP関節屈曲位での早期運動療法－．日手の外科会誌 8:704-708,1991.
6. 石黒　隆ほか．指基節骨頸部骨折に対する保存的治療－MP関節屈曲位での早期運動療法－．日手の外科会誌 11:156-159,1994.
7. 石黒　隆ほか．上腕骨頸部骨折に対する保存的治療－下垂位での早期運動療法について－．東日本整災会誌 1252-56,2000.
8. 石黒　隆ほか．上腕骨近位端骨折の保存的治療の適応と限界－下垂位での早期運動療法について－．MB Orthop 17(4):14-21,2004.

総論

骨折整復手技と外固定
下肢骨折

長野博志
香川県立中央病院整形外科主任部長

骨折の評価

　本項では，下肢の骨折例に対するギプスを巻く前の整復手技の基本とその考えかた，注意点について述べる。

●骨折の評価と分類

　まず最初に行うことは，その骨折の正確な評価である。具体的には骨折の部位，骨折型，転位の程度，高エネルギー損傷か低エネルギー損傷か，皮膚や皮下組織の損傷の程度，神経血管損傷はないか，などであり，特にコンパートメント症候群を起こすリスクが高いかどうかの見極めは重要である。

　さらに患者の年齢や全身状態，患者・家族の要求，希望はどこにあるのかも認識する必要がある。それらを踏まえ，以下の3つのどれに該当するかを考える。

①手術の必要のない，保存療法の絶対的適応症例
②保存的あるいは手術的どちらの治療も選択可能な症例（患者の要求による）
③手術療法が好ましいが，保存療法を選択せざるおえない症例（手術を患者が拒否した場合や全身状態が悪く手術ができない場合など）

　これは単に適応を考えているのみではなく，その整復や固定法，そのギプステクニック，治療成績が異なるからである。

　そしてこれらの境界線は主治医の各治療への習熟度や主治医の環境（手術が容易にできる病院の勤務かクリニックの開業医か）などによって異なる。

●症例によるギプス療法の選択

　保存療法の絶対的適応症例にも整復テクニックの必要ないものと，整復テクニックが必要なものがある。前者には転位のない安定型の骨折，後者には小児の転位のある下腿骨幹部骨折などが該当する。

　いうまでもなく，骨折部の転位がない安定型の骨折はそのまま固定を行う。この場合転位を起こさないように保持をしておけばよい。そのようなギプスあるいはギプスシーネを『保護ギプス』と呼ぶことができる。整復操作は必要ないため，助手は，安静，鎮痛さらに良肢位（機能肢位）に注意し下肢を保持する。関節を外固定する場合拘縮の発生が最も少なく，ADL上最も有用な肢位が良肢位（機能肢位）である。極端にいえばそのまま関節が固まってもよい肢位であり，関節固定術に採用される肢位である。特別な矯正位で巻くとき以外は良肢位で固定するのが原則である（膝関節は15～20°屈曲位，足関節は0°）。

それに対して転位の存在する骨折をギプスで加療する場合，それを『整復ギプス』と呼ぶことができるが，当然，整復操作が必要となってくる。

個々の骨折の整復法については各章に譲り，総論を述べる。

整復のポイント

●徒手整復可能な骨折か不可能な骨折かの見極め

関節内の転位した骨片の徒手整復は困難であり，不安定な足関節の脱臼骨折などはかなり正確に整復できたとしても，再転位の危険性が極めて高い。

●整復法

徒手整復は一般的に軸方向の牽引と，角状変形の矯正を術者と助手の共同作業で行うものである（図1）。重力を用いると徒手整復操作はより容易となる（図2）[1]。

短縮が高度な場合などは，鋼線牽引などを用いて整復を調整する方法も使われる。これは小児の大腿骨骨幹部骨折などでよく用いられる方法で（図3），ギプスを巻いた後にそのギプスをカットして整復する方法は角状変形などの矯正に有効な方法である（wedging法，図4）[2]。下腿骨骨幹部骨折などで用いられるものであるが，その項で詳述する。

図1 徒手整復
軸方向の牽引（矢印）と，角状変形の矯正を術者と助手の共同作業で行う。

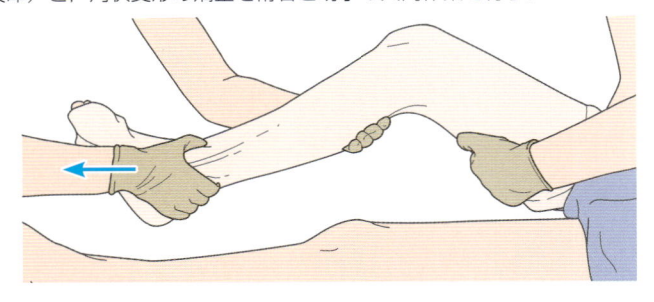

図2 重力の利用
重力を用いると徒手整復操作はより容易となる（矢印）。

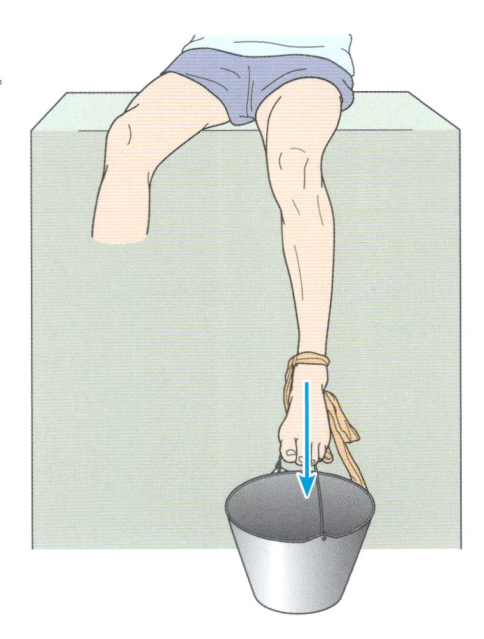

図3　Bryant牽引法とRussel牽引法
鋼線牽引は小児の大腿骨骨幹部骨折などでよく用いられる。
a：Bryant牽引法
b：Russel牽引法

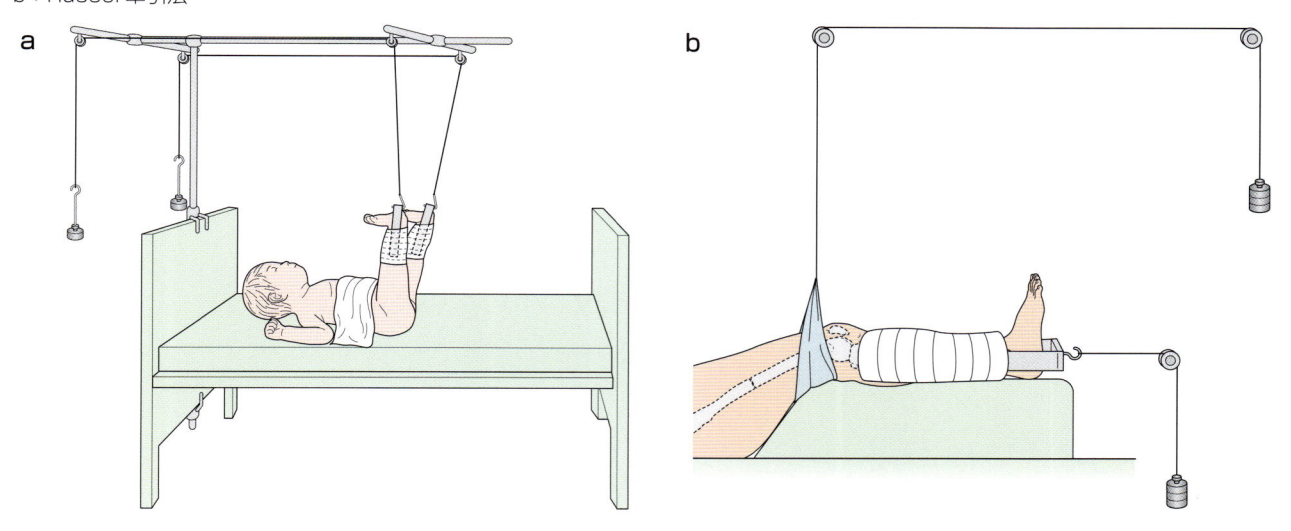

図4　wedging法
ギプスを巻いた後にそのギプスをカットして整復する。
下腿骨骨幹部骨折などで用いられる。

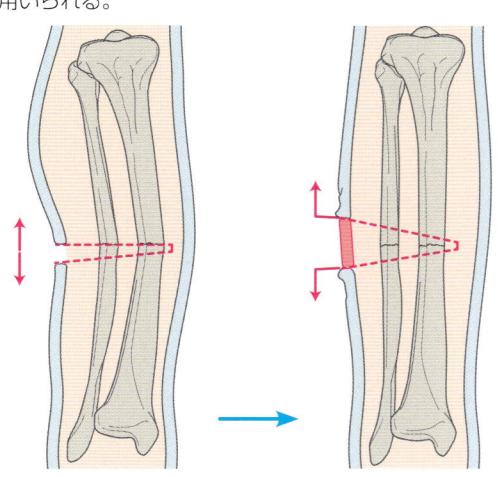

●整復時期（整復をすぐに行うのか，徐々に行うのか，後で行うのか）

　骨折の転位の整復は受傷後早期であればあるほど容易である。待機することにより，腫脹が増大し，組織の線維化等も起こるため整復は困難となる。しかし受傷時は整復は容易であるが，ギプス固定はコンパートメント症候群を起こすリスクがあるため，しっかりとしたギプスとならず，再転位を起こす危険性がある。

　脱臼骨折などは受傷後直ちに整復を行う必要がある。それに対し，受傷直後は不完全な整復，固定にとどめ，腫脹が改善してから再度完全な整復位を得て，しっかりとギプスで固定する方法が選択される場合もある。また鋼線牽引などを用いて，徐々に整復を行う骨折の代表的なものに小児の大腿骨骨幹部骨折などがある。

●麻酔の必要性

　患者の痛みや恐怖，不安をどのように排除するかは重要である。患者家族に対す

る不安の解消のための説明はしっかり行うべきである．無麻酔で行うのか，鎮痛薬の投与で行うのか，麻酔をかけるのかは，骨折の転位状況や患者の苦痛の程度，年齢などを考慮して決める．

しかし不十分な整復固定しかえられないような鎮痛，鎮静は避けるべきである．

●コンパートメント症候群などのリスクはどうか

受傷直後はギプス固定であれギプスシーネ固定であれ，そのリスクは常にある．ギプス固定を行う場合は必ず縦に割を入れておく．入院している場合は痛みや末梢のしびれ，運動障害，循環障害に注意を払う．

外来で経過をみる場合は十分な説明を行い，該当する症状があれば，直ちに病院に受診し，必要ならギプス，下巻きを切るべきである．また患者家族による除去も許可しておく．

●整復位の確認方法とギプス固定を行う場所

骨折に転位がある場合は徒手整復によってより正常に近いアライメント，長さに戻す必要がある．その許容範囲は骨折部位や年齢により異なる．しかしその許容範囲内に整復できたかどうかをギプス固定前に確認するか固定後に確認するかは迷うところである．

整復に自信がないのであれば透視室で，さらに痛みも十分にとった状態でなければ整復は困難と判断すれば，手術室で行うべきである．術者がその整復にも固定にも自信があり，さらに患者の不安や痛みも十分にとれているのであれば，外来ギプス室でギプス固定を行い，固定後にX線像で確認する．

いうまでもなく整復操作とともに，ギプスを巻く間，良好な整復位で保持すること，再転位をきたしにくいギプスを巻くことも大切であり，術者だけでなく助手も重要な役目を担っている．

文 献

1. Schmidt AH, Finkemeier CG, Tornetta P 3rd, Treatment of closed tibial fractures. Instr Course Lect 2003; 52: 607-22.
2. 田中寿一．キャスト法マニュアル．田中寿一，山田 博，戸祭正喜共著．改訂第二版．東京：南江堂；2007. 22

Ⅱ 各論

各論

アキレス腱断裂に対するギプス固定
新鮮アキレス腱断裂に対するギプス固定
―保存的ギプス＋装具療法を主として

林　光俊
杏林大学医学部整形外科学非常勤講師

アキレス腱断裂に対する保存療法の現状

　新鮮アキレス腱断裂はスポーツ障害の中では前十字靱帯断裂と並んで最も重傷度の高い外傷であるにもかかわらず手術法の容易さが優先され，保存療法の評価が一定しない。ギプス固定の範囲，肢位，期間など系統立てた治療法がなく，最も多くを占めるスポーツ選手の適応や後療法もおろそかにされているのが現状である。

　本項では主にアキレス腱断裂の保存療法におけるギプステクニックの実際と後療法について述べる。

アキレス腱断裂時のギプス固定範囲

●膝上か膝下か？

　本校では膝下ギプス固定を推奨している。

　アキレス腱は2関節筋であるので，神中整形外科手術書[1]など成書には断裂に際しては術後といえども，膝上ギプス固定が必要とされている。

　実際，著者らは1980年代には保存療法で膝上ギプス固定を行っていた。当時は石膏ギプスであり，膝上までギプスを巻くと重さがかさみ，なかなか松葉杖による自力での非荷重歩行が難しかった。保存療法の利点のひとつに入院の必要がないことが挙げられるが，入院を懇願する患者が後を絶たず当惑した。また，ギプス除去後の膝関節の拘縮感や違和感を訴える症例も散見された。

●膝下ギプス固定

　以上の問題解消のため著者らは膝下ギプス固定を検討した。調査法として超音波検査を用いた。その結果，足関節を最大底屈位に保持した状態で膝関節を伸展位から屈曲90°まで動かした状態でも，腱断裂部断端の接触状態にほぼ影響を与えず，ギプス固定は膝下で十分であることを確認できた[2]。その後は全例膝下ギプス固定を行っているが，接触状況や固定力は十分である。アキレス腱は足関節寄りに存在するため，膝関節の可動による影響は受けにくいものと考える。

適応

　年齢，性別，スポーツレベルの高低を問わず，断裂後5日以内の新鮮アキレス腱皮下断裂は全例ギプス固定による保存療法の適応とした。ただし固定期間や後療法

時期，期間については若干の緩急を要する．

手術例では後述の Step 2 以降のギプス固定を術後から開始することを推奨する．陳旧性断裂は保存的ギプス療法の適応外である．

ギプステクニック

固定は6週間の膝下ギプス固定と約4週間の短下肢装具装着を基本としている[3]．

本法は手術法と異なり外来通院のみで可能であり，足関節の角度調整により腱の自然治癒力を最大限に利用した方法である．

ギプス固定部以外の運動は原則早期より許可する．

| Step 1 受傷時のギプス固定 | Step 3 受傷後3週目のギプス固定 | Step 5 受傷後7週目から用いる短下肢装具 |
| Step 2 固定の実際 | Step 4 受傷後5週目のギプス固定 | |

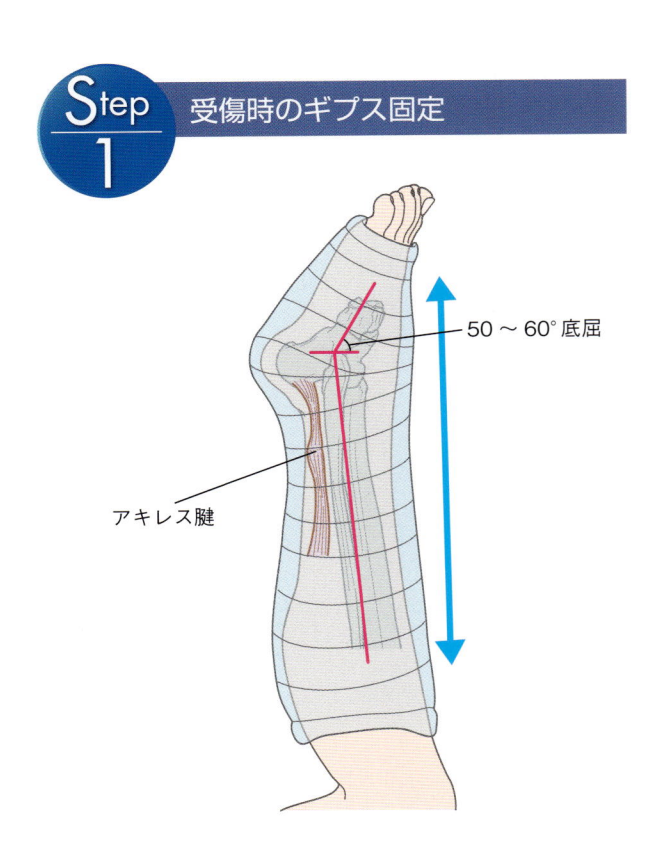

Step 1 受傷時のギプス固定

足関節は最大底屈位（約50〜60°）で膝下ギプス固定を2週間行う．足部はMTP関節部を開放して足趾運動をしやすくする．患足のフロアータッチ程度の荷重を許可して，固定を開始した当日より両松葉杖を用いた歩行を積極的に行う．デスクワークなど職種によっては即日就労を許可する．

準備するものはギプス3インチ2巻き，綿包帯3インチ1巻き，2〜3インチストッキネット（ストッキネットはキツめを用いて下腿表面を圧迫することにより深部静脈血栓予防目的の一助としている）．

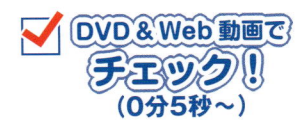

50〜60°底屈
アキレス腱

✓ DVD & Web 動画でチェック！（0分5秒〜）

Step 2+1 固定の実際

アキレス腱断裂部

助手

患者腹臥位で足関節最大底屈を強制しやすい。

ギプスの固定に際して術者は患者の足側側面に立ち，患者腹臥位で，膝関節を90°屈曲位にすると術者の目線が患部と同一の高さになり，最大底屈を強制しやすい（患者が座位であると術者は患者の正面に立つことになり，目線も高く一致しないので最大底屈角度が緩くなる）。

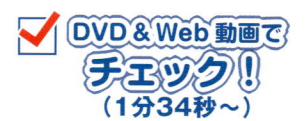

DVD&Web動画でチェック！（1分34秒〜）

+1 Step

　助手には患者の足部後方に立ち，最大底屈位を保持してもらう。最大底屈位の目安は患者の下腿前面と前足部をほぼ一直線にすることであり，本治療法最大のポイントである。Lea[4]らの報告にある自然下垂位では腱の接近は不十分であり，著者は最大底屈を強制することで断裂部断端は最も接近する知見を超音波検査にて確認ずみである[2]。

　底屈角度が不十分の場合は，後日アキレス腱延長による機能不全や再断裂を誘発する原因となるので注意を要する。

　受傷直後からギプス固定下でも可能なリハビリテーションとして，下肢全体の筋促通運動がある。

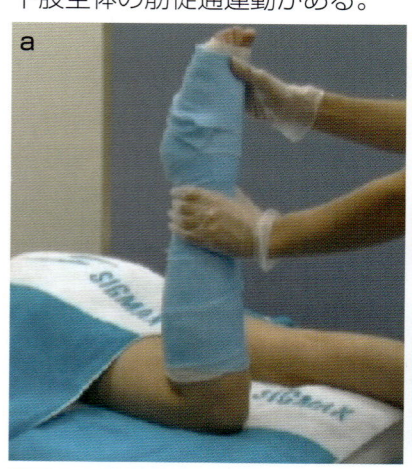

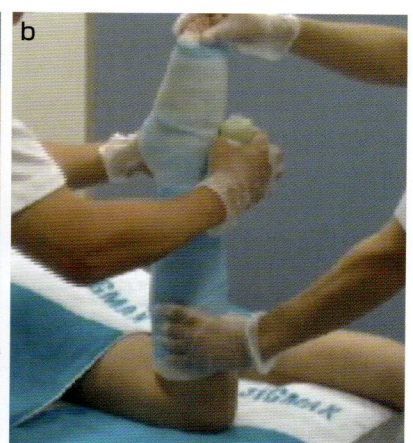

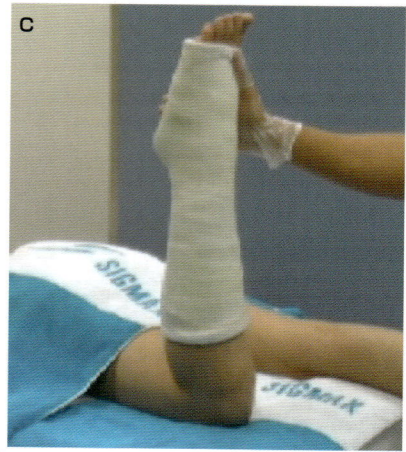

Step 3 受傷後3週目のギプス固定

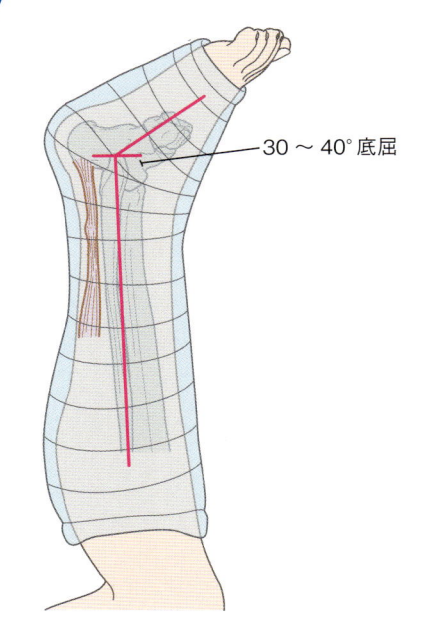

30〜40°底屈

準備するものはギプス3インチ2巻き，綿包帯3インチ1巻き，2〜3インチストッキネット。初めに前回のギプスを除去して患者腹臥位にて局所の理学所見を得る。次に足関節自然下垂位（底屈約30〜40°）に変更して，膝下ギプス固定を2週間行う。

足関節の固定に際しては，患者の違和感を聴取しながら無理のない程度に足関節底屈角度を背屈方向に矯正するとおおむね底屈30°になる。ギプスはMTP関節部を開放して軽度の部分荷重を許可する。この時点ですでに断裂部の明らかな陥凹は消失し，圧痛も認めない例が多い。

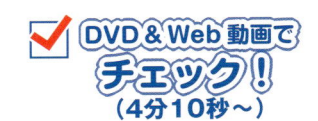

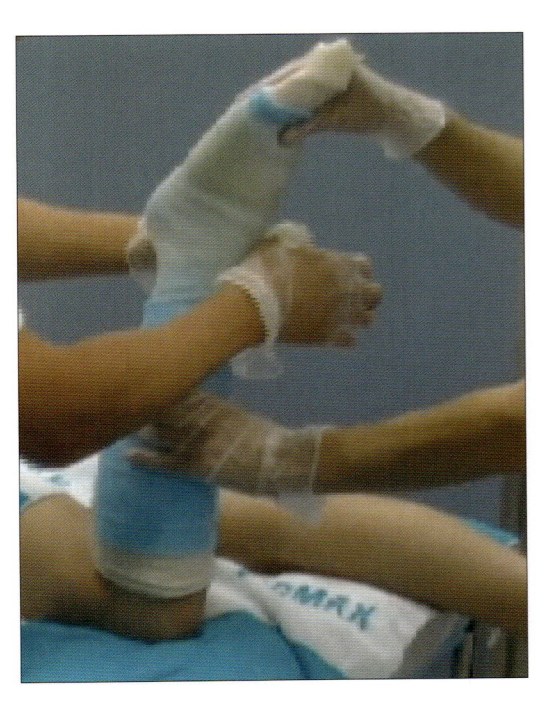

☑ DVD & Web 動画でチェック！（4分10秒〜）

各論　アキレス腱断裂に対するギプス固定／新鮮アキレス腱断裂に対するギプス固定

Step 4　受傷後5週目のギプス固定

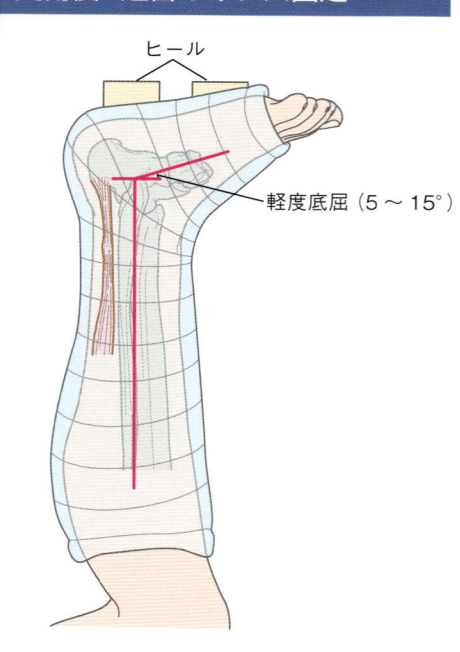

ヒール
軽度底屈（5～15°）

　前回のギプスを除去したら，2週間後に使用予定の短下肢装具の採型を行う。準備するものは前回同様に加え，歩行用ヒールとその固定用の2インチギプス1巻きである。

　ギプスの固定は足関節中間位に近い軽度底屈位で，ヒール付きギプス固定を2週間行う。矯正する底屈角度は個人差があり目標は足関節中間位であるが，実際は5～15°底屈位となる場合が多い。

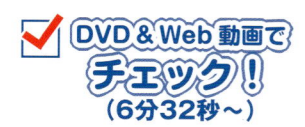

DVD&Web動画でチェック！（6分32秒～）

　ギプス乾燥後より積極的な全荷重歩行を行い，なれれば松葉杖は使用しなくてもよい。

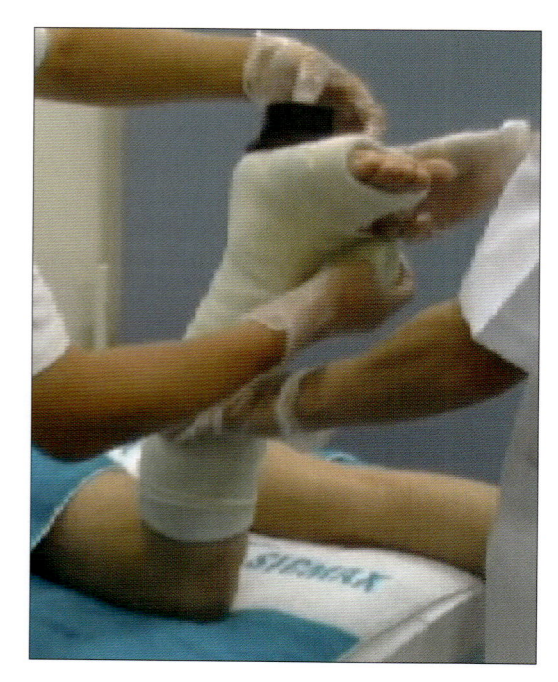

Step 5 受傷後7週目から用いる短下肢装具

a

装具のMTP関節部は自由にして歩行時のtoe offを容易にしている。

踵部にくさび型のパッドを2～3段挿入させヒールアップしている。

b

運動靴を装具内に組み入れて外出時の歩行をより活動的にしている。

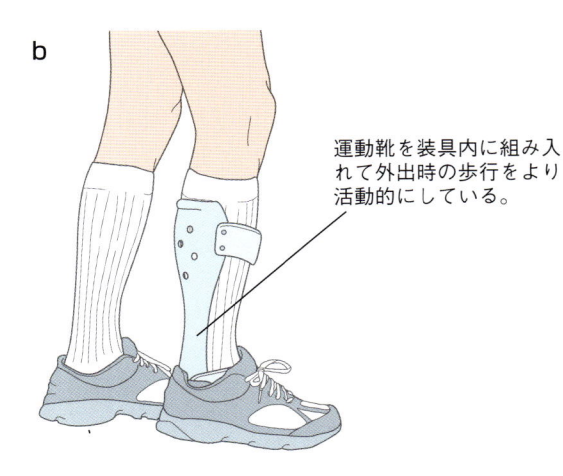

　ギプスを除去して短下肢装具を装着しての全荷重歩行を約4週間行う。この時期になると局所の状態は安定し，Thompson testで底屈が認められる（ただし左右差はある）。

　自家考案の短下肢装具の特徴はシューホーンタイプであるが，踵部にフェルト製くさび型パッドを2～3段挿入することによりヒールアップさせ，歩行に際して足関節は軽度の底屈位を保ちつつ，荷重によって足関節の背屈をわずかに可能にするセミダイナミックタイプである。

　パッドは足関節のROMに合わせておよそ1～2週で1段ずつ除去してゆく。患者のMTP関節部は開放する形状にしたので，歩行時のtoe offを容易にして，患者持参の運動靴内に装具を組み入れて，外出時の歩行をより活動的に，屋内では直接装具で歩行するように使い分ける。装具装着時はハイソックスを使用すると，装具が直接皮膚に密着する不快感もなく下腿の浮腫予防にもなる。

装具除去

●装具の取り外し

装具の取り外しは以下の場合のみとした。
- ソファーなどでくつろぐ場合，併せて積極的な足関節，足趾の自動底背屈，内外反，タオルギャザーを行う。
- 入浴時（転倒に注意する）
- 就寝時（夜間のトイレ移動時は装着する）

●装具除去後の（受傷後11週目以降）後療法

　足関節の背屈が中間位以上になったら，両足のつま先立ち訓練を開始する（図1）。そのため両手を机について，患足は部分荷重の両足つま先立ち練習を行わせる。この方法は固定除去後の患足運動に際して患肢の負担を軽くして，心理的安定感を与えると共に，早期の可動域改善に有用である。

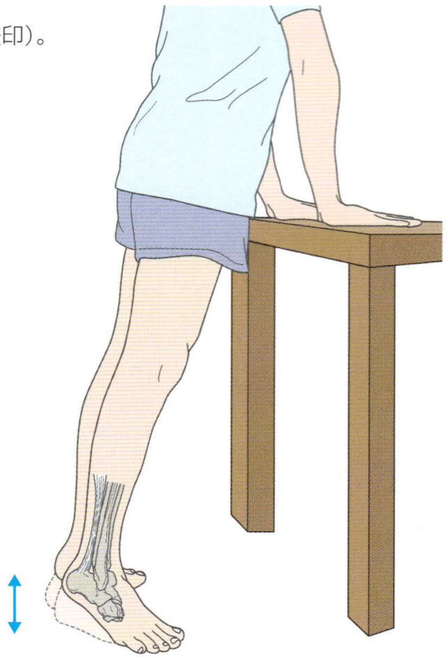

図1　受傷後11週目以降のつま先立ち練習
両手を机についての両足つま先立ち練習を行わせる（矢印）。

　両足つま先立ちが可能になったら，ジョギング，自転車，水泳を速やかに許可する。患者には転倒などに注意して慎重に行うように指示する。患足のみのつま先立ちが可能となったらスポーツを許可する。受傷後1年経過すると多くの症例で競技能力が受傷前とほぼ同等になる。

後療法（表1）

●ギプス固定中のリハビリテーション（受傷直後～6週）

　ギプス固定下で行う。この時期は主に上半身，体幹のトレーニングを中心に行う。下肢は股関節，膝関節の屈伸の連続操作を行う（図2a）。患部は固定されているので安心である。下腿の筋肉へ早期から刺激を与える目的である。
　タオルギャザーなど足趾の練習も開始する。足趾屈筋群は損傷を受けたアキレス腱層とは筋膜で隔てられているので屈筋腱のスライディングは癒着防止に有用である（図2b）。

●ギプス除去後（装具期間中）のリハビリテーション（受傷後7～10週）

　自宅にて毎日患肢の温浴と足関節の自動運動を行う。足関節の底背屈（左右交互に），内外反を行う。ギプス固定がなくなったので転倒に要注意である。

●装具除去後のリハビリテーション（受傷11～24週）

　足関節のROMが背屈0°以上になったら，両足のつま先立ち訓練を開始する。そのためには受傷後11週目より両手を机について，患肢は部分荷重での両足つま先立ち練習を行わせている。この方法は固定除去後の患足運動に際して患肢の負担も軽く，心理的安定感を与えるとともに，足関節の可動域改善と下腿の筋力回復にきわめて有用である。
　外固定が完全になくなるため，今後約1カ月は転倒などによる再断裂に注意を要する。両足つま先立ちが可能となったらジョギングを許可する。

表1　保存的ギプス装具療法の治療法および後療法プログラム

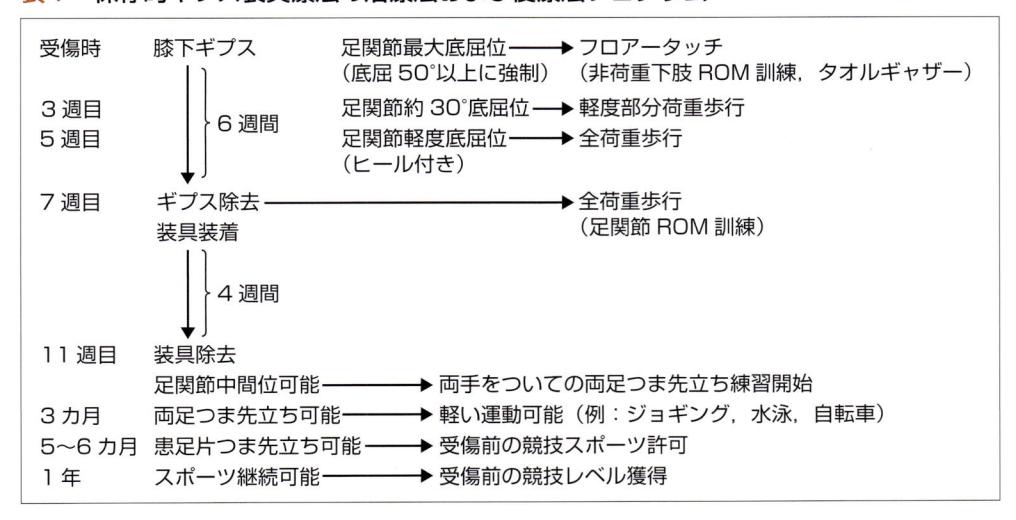

```
受傷時    膝下ギプス          足関節最大底屈位 ─────→ フロアータッチ
                              （底屈50°以上に強制）    （非荷重下肢ROM訓練，タオルギャザー）
3週目     ↓ ⎫                足関節約30°底屈位 ────→ 軽度部分荷重歩行
          ↓ ⎬ 6週間
5週目     ↓ ⎭                足関節軽度底屈位 ─────→ 全荷重歩行
                              （ヒール付き）
7週目     ギプス除去 ──────────────────────→ 全荷重歩行
          装具装着                              （足関節ROM訓練）
          ↓ ⎫
          ↓ ⎬ 4週間
          ↓ ⎭
11週目    装具除去
          足関節中間位可能 ─────→ 両手をついての両足つま先立ち練習開始
3カ月     両足つま先立ち可能 ───→ 軽い運動可能（例：ジョギング，水泳，自転車）
5～6カ月  患足片つま先立ち可能 ──→ 受傷前の競技スポーツ許可
1年       スポーツ継続可能 ─────→ 受傷前の競技レベル獲得
```

図2　受傷直後から可能なギプス固定下でのリハビリテーション

ギプス固定下では足関節の運動は行わない。足趾の運動は積極的に行える。下肢末梢の筋刺激を促す。

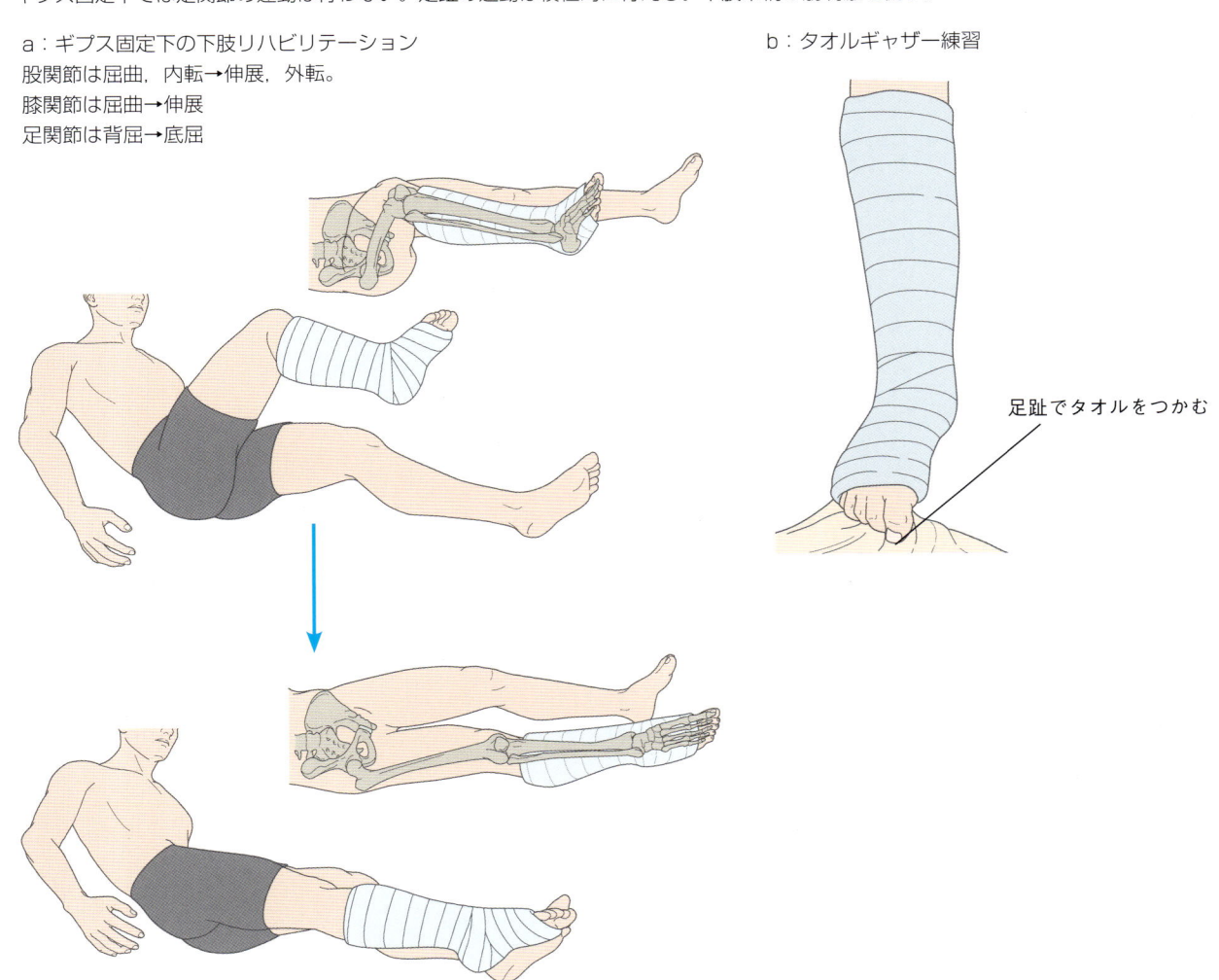

a：ギプス固定下の下肢リハビリテーション
股関節は屈曲，内転→伸展，外転。
膝関節は屈曲→伸展
足関節は背屈→底屈

b：タオルギャザー練習

足趾でタオルをつかむ

14週以上経過したら足関節のチューブエクササイズ，スポーツ動作では両足踏み切りでの軽いジャンプ練習やランニング中に軽いダッシュを取り入れる。

●スポーツ現場でのリハビリテーション（受傷後25週以降）

患側のみの片足つま先立ちが可能になったら（受傷後5～6カ月を目安）受傷原因のスポーツを許可する。練習前後に足関節背屈，底屈のストレッチを十分行う。片足ジャンプ練習を取り入れる。

●リハビリテーション中の危険信号

ギプス及び装具除去後は転倒に注意する。受傷後3～4カ月経過するとトップアスリートではこの時期のトレーニングが過剰になりがちで，アキレス腱炎や部分断裂を惹起する例がある。危険信号として圧痛，腫脹，熱感，ときに発赤を認める。アイシングを積極的に取り入れ，危険症状が出現したら約2週間は下肢のトレーニングを完全に休止すると鎮静化する。

●クリニカルパス

本法における後療法のクリニカルパスは，
- 受傷直後のギプス固定中から足趾や下肢の積極的な運動療法を行う。
- 装具期間中でも固定時以外では足関節の自動可動域訓練を行う。
- 装具除去後で足関節の可動域が背屈0°（中間位）可能になったら，つかまってのつま先立ち練習を開始する。
- 両足つま先立ちが可能となったら軽いジョギングを許可する。
- 患側片つま先立ちが可能になったら受傷原因のスポーツを許可する。

である。

文献

1. 神中正一，天児民和，ほか．神中整形外科手術書．11版．東京：南山堂；1980. p859.
2. 林　光俊，石井良章．新鮮アキレス腱断裂の保存療法―超音波所見による検討を主として―．別冊整形外科 1999；No.3 外傷治療のControversies：226-232.
3. 林　光俊，石井良章．新鮮アキレス腱皮下断裂の保存的装具療法．新OS NOW 15. 東京：メジカルビュー社；2002. 204-209.
4. Lea RB, et al. Non-surgical treatment of tendon Achilles rupture. J Bone Joint Surg Am 1972; 54: 1398-407.

各論

骨折に対するギプス固定
小児上腕骨顆上骨折 DVD 04

渡邉英明
自治医科大学とちぎ子ども医療センター小児整形外科学講師

萩原佳代
自治医科大学とちぎ子ども医療センター小児整形外科学

吉川一郎
自治医科大学とちぎ子ども医療センター小児整形外科学学内教授

原理と特徴

通常の論文では受傷機転により伸展型と屈曲型に分類しているが，著者らはこれに加え受傷機転により遠位骨片が近位骨に対して内旋または外旋している症例を経験している。日常の臨床では，伸展型で遠位骨片が近位骨に対して内旋している症例が多いため，その症例の整復手技と考え方，注意点について述べる。

適応

小児上腕骨顆上骨折の場合，単純X線で診断し，遠位骨片の転位があれば（Type 2または3），なるべく早く整復すべきである。特に単純X線で近位骨片が前方内側に突出し，Volkmann拘縮の症状（severe pain, pallor, pulselessness, paresthesia）がある場合には，上腕動脈を圧迫もしくは挟み込まれている可能性が高く，早急に整復が必要である。整復が遅ければ，後に整復し固定をしたとしても，持続した圧迫または挟み込みにより血栓が生じ，血行障害からVolkmann拘縮を生じる可能性が高い。

また，Volkmann拘縮の症状がなかったとしても，近位骨片が前方内側に転位したままであると，骨片と上腕筋および上腕動脈などが癒着し，後日徒手整復した時に骨折部に挟み込まれ，そのためにVolkmann拘縮をきたしてしまうこともある。整復前には必ずVolkmann拘縮の症状を確認し，全身麻酔下，局所麻酔下（腕神経叢ブロックはVolkmann拘縮の症状がわからなくなるために禁忌）または無麻酔でなるべく早く整復を行うことが重要である。

●徒手整復

徒手整復は，転位が小さいときは後述のようにギプスを巻きながら，遠位骨片を屈曲・外旋方向に整復しながら固定する（ギプステクニックを参照）。

転位が大きいときは，上腕背側遠位から骨折部位を確認し，背側から両手で肘を囲むように覆いながら両側母指尖を骨折部に置く（図1a）。次に受傷機転の方向に再骨折させるようにゆっくり遠位骨片を牽引し左右に振りながら過伸展させ（図1b），背側の近位，遠位骨を合わせながら，遠位骨片を屈曲・外旋させて整復する（図1c）。そうすれば，前方の軟部組織が一度過伸展されるために，上腕動脈や正中神経，上腕筋などが骨折部で挟み込まれていたとしても解除される。ゆっくり行うのがコツである。

● **Volkmann拘縮**

　背側の骨膜が残存していれば，小児は骨膜が厚いために整復後遠位骨片は安定している。整復時に上腕動脈が挟まれ，また整復が早かったとしても，すでに血栓ができている可能性もあるため，ここで再びVolkmann拘縮の症状を確認する。

　上記整復後，遠位骨片が安定しているようならば，保存療法としてギプス療法を行う。小児は転位している遠位骨片を早期に整復すれば，整復後軟部組織の腫脹は少なく，Volkmann拘縮の症状も出にくい。むしろ，整復をせずにシーネ固定を行った場合や整復が十分でも緩いギプス固定に行った場合には，軟部組織の腫脹は強くなり，後日に行う整復も難しく，Volkmann拘縮の症状もきたしやすくなる。また，交通外傷のように高エネルギー外傷の場合は，軟部組織特に動脈や神経が直接に損傷され，また骨膜が全周性に破壊されることが多いために不安定な骨折になり，Volkmann拘縮をきたしやすい。このことをあらかじめ家族に話しておくことが重要である。

図1　右肘の徒手整復
a：背側から両手で肘を囲むように覆いながら両側母指尖を骨折部に置く。
b：ゆっくり遠位骨片を牽引し過伸展させる。
c：遠位骨片を屈曲・外旋させて整復する。

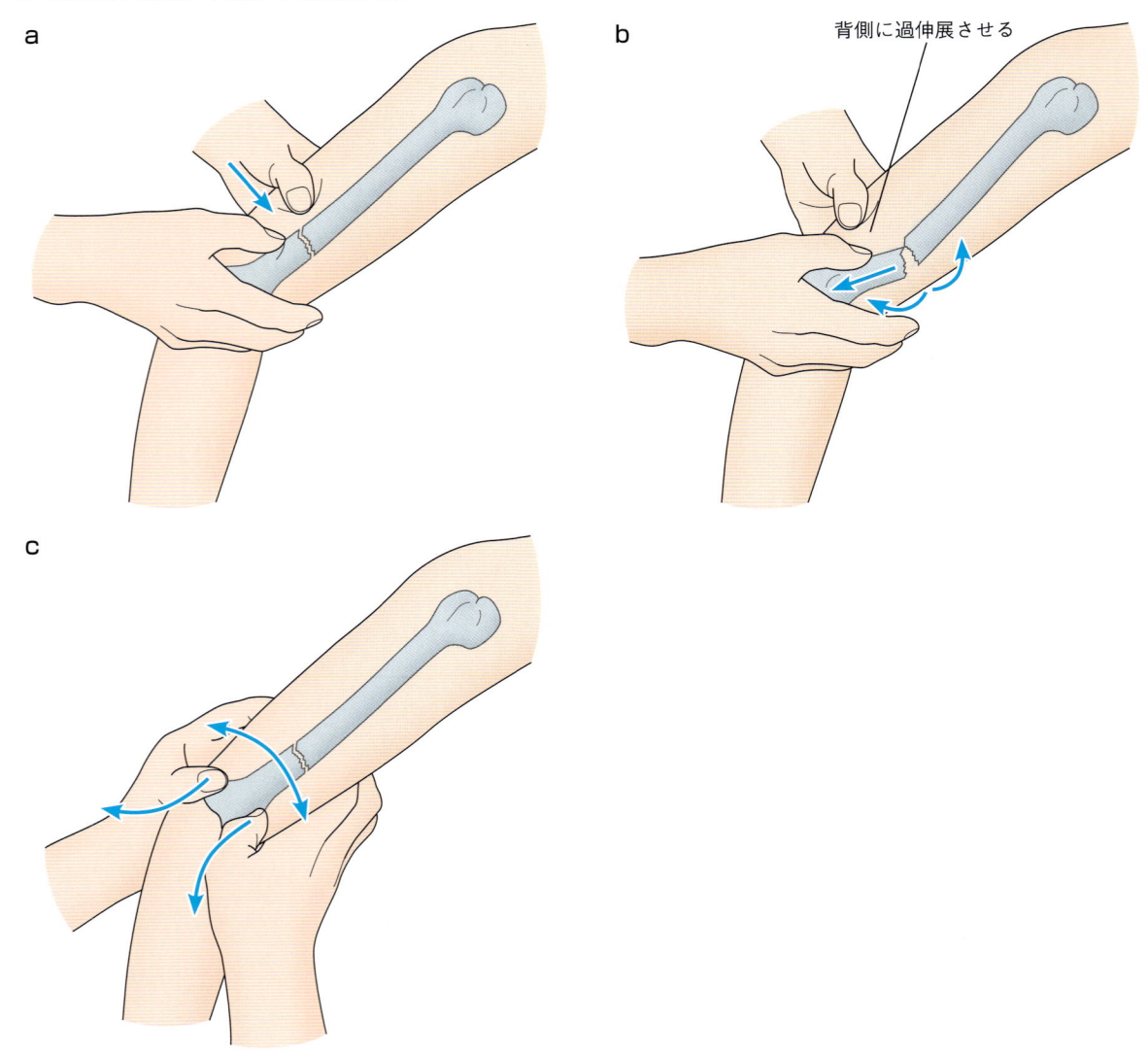

ギプステクニック

　著者らの固定肢位は，軟部腫脹によるが肘関節屈曲約60〜70°，手関節中間位，前腕軽度回外位で，上腕できるだけ近位から中手指節関節手前までの範囲を固定している。回内筋の作用により肘内反変形が生じるという意見[1]もあるが，遠位骨片を整復するようにギプスを巻くと自然に前腕が軽度回外位になるために，上記の肢位で固定している。

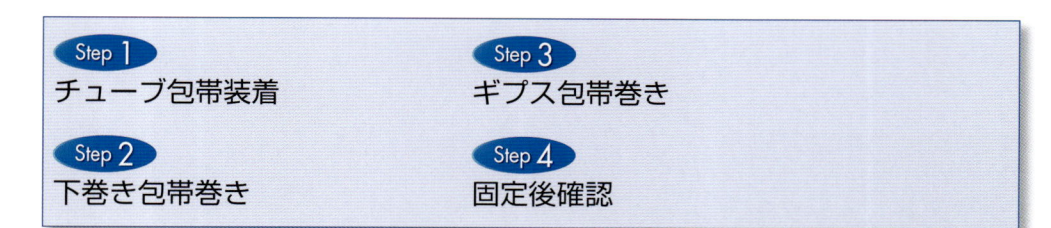

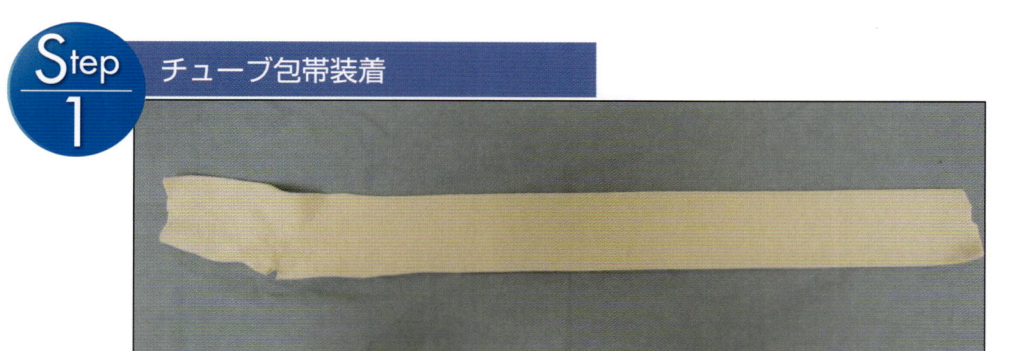

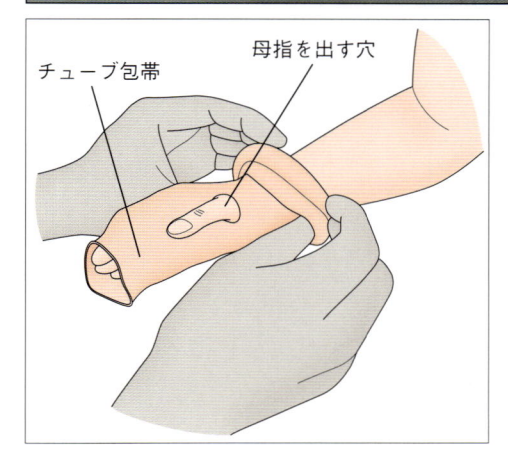

Step 1 チューブ包帯装着	Step 3 ギプス包帯巻き
Step 2 下巻き包帯巻き	Step 4 固定後確認

Step 1　チューブ包帯装着

　最初にチューブ包帯（2または3号）を上肢長より少し長めに切り，母指を出す穴を作る。

　5cm幅の吸湿性下巻包帯を，前腕遠位手関節周囲から内から外に（前腕が回外する）向かって巻き始め，一度遠位の手周囲を巻いてから，近位上腕に向かって，1/3ずつ重ねるように（3層巻になる）巻く。

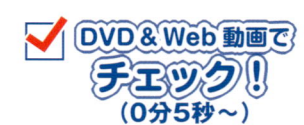

✓ DVD&Web動画でチェック！（0分5秒〜）

Step 2 下巻き包帯巻き

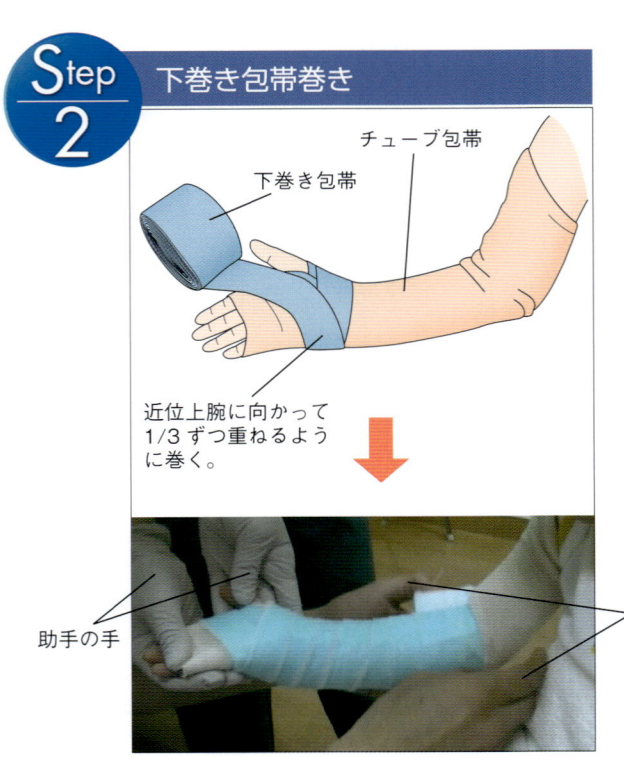

チューブ包帯
下巻き包帯

近位上腕に向かって1/3ずつ重ねるように巻く。

助手の手　　術者の手

　小児では下巻き包帯を転がすように巻くと必ず緩む。これが緩むとその後のギプス包帯も必ず緩むので注意が必要である。下巻き包帯の繊維が軽く突っ張る程度で巻くと緩みが少なくなり，その後のギプス包帯も緩みがなく固定性が得られる。

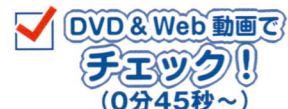

☑ DVD&Web動画でチェック！（0分45秒〜）

Step 3+1 ギプス包帯巻き

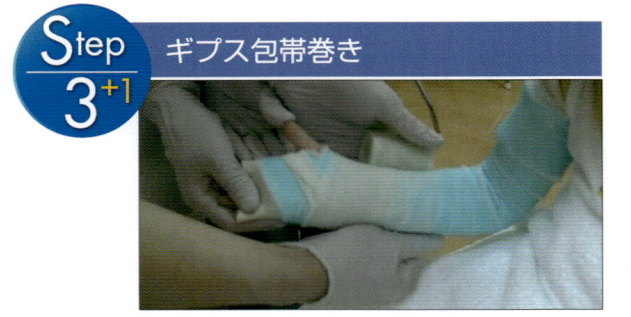

　下巻包帯が巻き終わったら，下巻包帯と同じようにギプス包帯を今度は転がすように巻いていく。

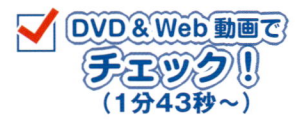

☑ DVD&Web動画でチェック！（1分43秒〜）

+1 Step

　巻いている途中または巻き終わった後に，再び遠位骨片を近位骨に対し屈曲外旋方向に力を加え，整復を試みる。このとき，上腕骨遠位は解剖学的に前後に平らな構造をしているために，軽く両手で前後に圧迫を加えながら行うと（矢印），遠位骨片が安定する。

☑ DVD&Web動画でチェック！（2分51秒〜）

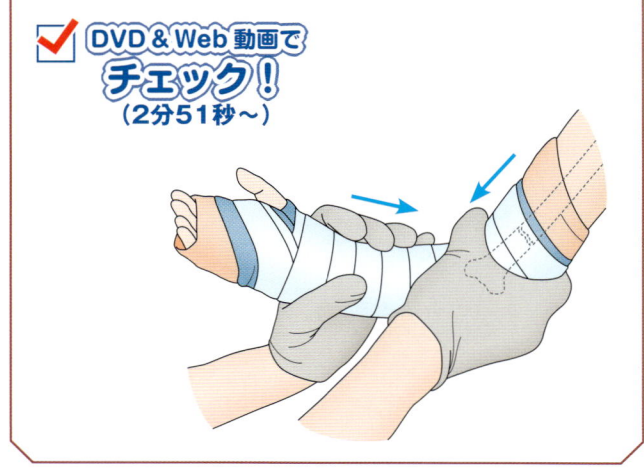

Step 4 固定後確認

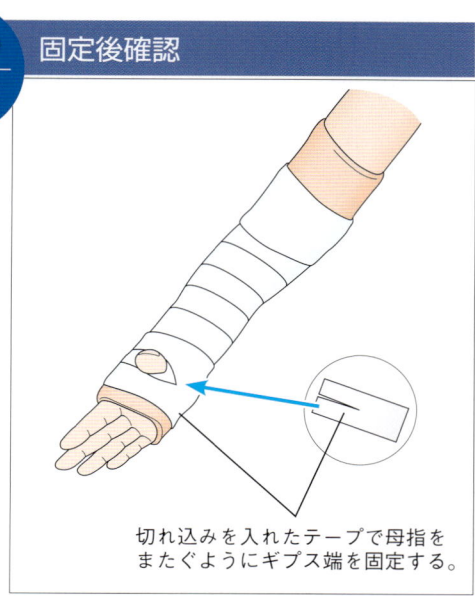

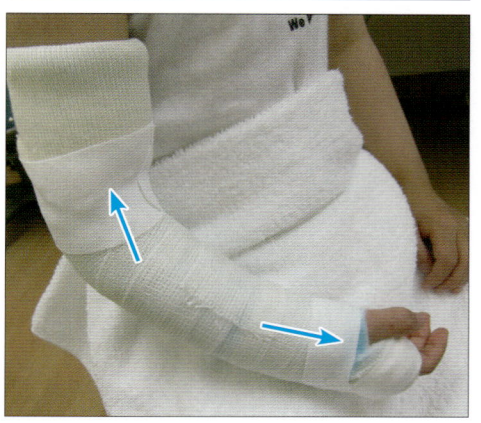

切れ込みを入れたテープで母指をまたぐようにギプス端を固定する。

固定後，整復の確認のために単純X線を撮影する。骨の突出部にパッドで覆う人もいるが，小児の上肢ではパッドがギプスの緩みの原因となるため，著者らは使用していない。

最後にギプスの端をチューブ包帯で覆って完成となる（矢印）。

後療法

再転位しやすい症例は最初の2週間は2～3日おきに，その後は1週間おきに単純X線で確認している。手術後のギプス固定も原則同様にしている。しかし，ギプスが緩みだすと皮下に出ている固定したwireも緩みだすため，wire部分を開窓して巻き，巻き終わった後にwire上をガーゼで覆い，弾性包帯でガーゼを巻いてwire部が汚れないように工夫している。

最後に，この固定法の最大の欠点は2関節固定になっていないことである。よって，常に再転位しやすいことを認識しておく必要がある。当院では落ち着きのない子，暴れる子には，ギプスと体幹の間にタオルなどを挟み，三角布でギプスを吊るした後，体幹とともに弾性包帯で固定して，ギプス固定した上肢を動かないように工夫している。

文献

1. 田中寿一, 山田 博, 戸祭正喜. キャスト法マニュアル. 第2版. 東京：南江堂. 2007. 52-5.

各論

骨折に対するギプス固定
上腕骨骨折に対するハンギングキャスト
―U字スプリントからファンクショナルブレースへ

土田芳彦
湘南鎌倉病院外傷センターセンター長

越後　歩
札幌徳洲会病院リハビリテーション科作業療法部門主任

上腕骨骨幹部骨折に対するブレース治療の原理

　上腕骨骨幹部骨折のなかでも介達外力による螺旋骨折や斜骨折は保存療法可能な骨折型である。上腕骨は変形に対する許容範囲が大きいことも保存療法が適応される理由となっている。例えば，屈曲，回旋は20～30°，短縮は3cm程度までは機能上問題がない。

　保存療法成功の鍵はファンクショナルブレースによる整復位の保持と，ブレース下での肘関節可動訓練である。ブレースを装着する前の段階としてU字スプリントによる固定と除痛が必要で，上腕骨骨折は幸いにも重力による整復が可能であり，軟性仮骨が形成される2～3週間までは同スプリントによる整復位保持が必要である。その後，徐々にブレースへと移行するが，ブレースは筋収縮を通して骨折部を制動させる効果がある。

　注意点として内側に位置する肘屈筋群により内反変形への危惧があるが，これはU字スプリントを矯正して補正する。また内旋変形の危惧があるが，これは肘関節の自動可動を励行することで矯正されていく。

　多くは3カ月で骨癒合するので，それ以上の遷延癒合は手術療法への移行を考慮する必要がある。橈骨神経麻痺は上腕骨骨幹部骨折の10数％に生じるが，そのほとんどは自然回復する。ただし，骨折部のギャップ形成や，整復後の麻痺出現は早期展開の適応であり，保存療法の適応範囲外である。

ギプステクニック

初期治療としてのU字スプリント

Step 1
collor and cuffによる整復

Step 2
U字スプリントの装着

Step 3
成型とアフターケア

ファンクショナルブレースによる治療

Step 1 ファンクショナルブレースの作製と装着

Step 2 ファンクショナルブレース装着後の訓練

初期治療としてのU字スプリント

Step 1+1　collor and cuffによる整復

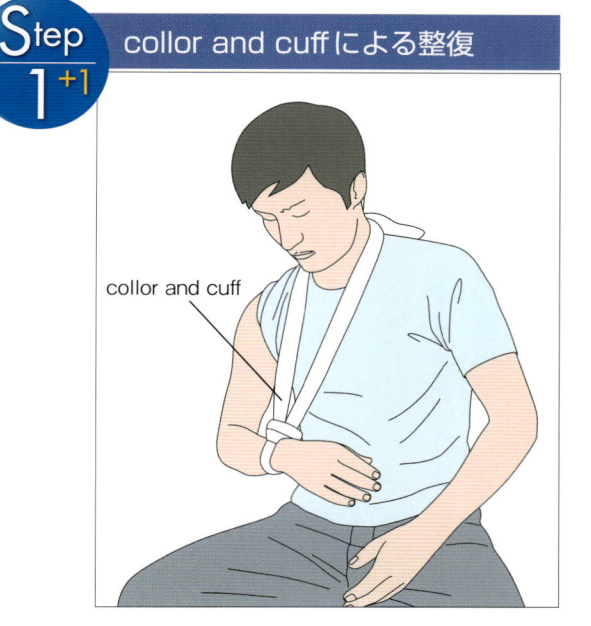

　上腕骨は重力による整復が概ね可能であり，筋肉の収縮をとることでほぼ達成される。このために有効なのは，まずcollar and cuffを装着し，上肢の保持を容易にすることである。どのような手法でもよいが，頚部と手関節部をストッキネットなどで連結する。

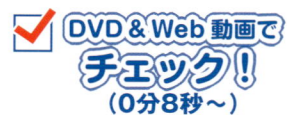

✓ DVD&Web動画でチェック！（0分8秒〜）

+1 Step

　collar and cuffを装着した後に，U字スプリントにて固定する。先に述べたように重力により整復可能で徒手整復はほぼ不要であるが，スプリントの装着を容易にするために座位から少し患側に傾けるのが有効である。

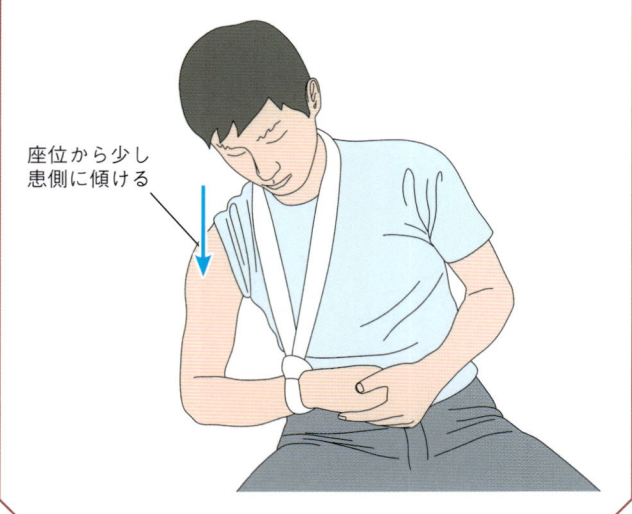

座位から少し患側に傾ける

各論　骨折に対するギプス固定／上腕骨骨折に対するハンギングキャスト

Step 2+1 U字スプリントの装着

U字スプリントを用意するが，肩上部より腋窩までの長さをオルテックスを用いて計測する。

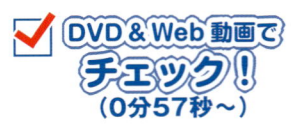

✓ **DVD & Web 動画でチェック！**
（0分57秒～）

スプリントの長さより大きめで幅10cmほどにオルテックスを3重ほどに折りたたみ，下敷きとする。この上にプラスチックキャストでシーネを作製する。しかしながら，でき合いのプラスチックシーネ（5 inch）を使用すると簡易的である。

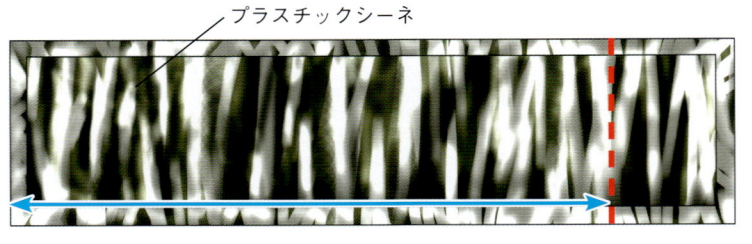

オルテックスを巻きつけ計測

プラスチックシーネ

オルテックスで長さを計測し，それに合わせてプラスチックシーネを準備している。

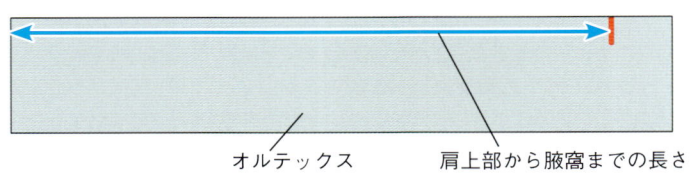

オルテックス　肩上部から腋窩までの長さ

+1 Step

スプリントを肩上部から上腕部前方，そして肘を経由し後方へ腋窩まで回す。そのうえで弾性包帯（5 inch）を使用し上腕部に固定する。この際に包帯は転がすようにし，決して締め付けるようなことのないようにする。

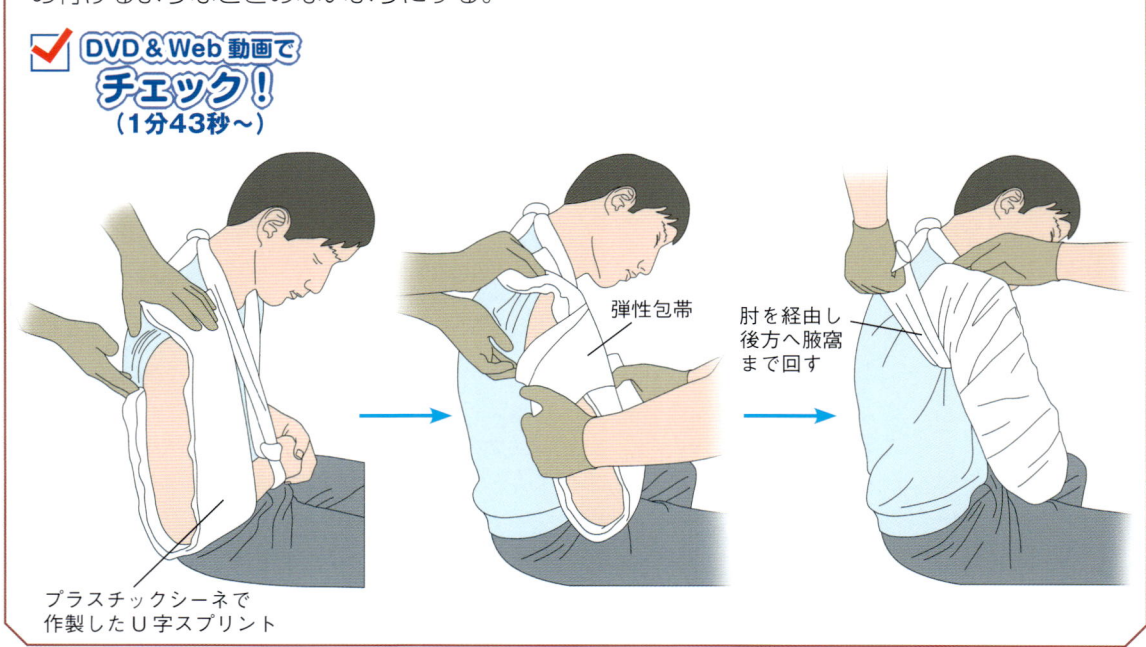

✓ **DVD & Web 動画でチェック！**
（1分43秒～）

プラスチックシーネで作製したU字スプリント

弾性包帯

肘を経由し後方へ腋窩まで回す

Step 3 成型とアフターケア

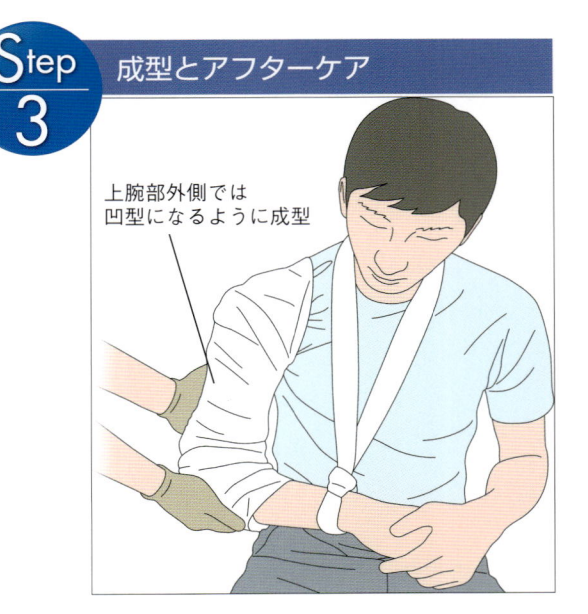

上腕部外側では凹型になるように成型

上腕部外側では凹型になるように成型し，これで上腕部の内反変形を矯正する。

☑ **DVD&Web動画でチェック！**（2分40秒〜）

U字スプリント装着後は三角巾固定とバストバンド固定，あるいは既製のショルダーブレースで保持する。橈骨神経麻痺がある場合は手関節背屈スプリントを装着する。

装着後の姿勢であるが，座位あるいは半座位を基本として2〜3週間継続する。骨折部の動き（crepitus）は通常生じることであり，いずれ軟性仮骨形成とともに消失することを患者に伝えておくとよい。

経過中に転位増大による皮膚の開放化に注意する。その場合は手術療法に速やかに移行する。

ファンクショナルブレースによる治療

Step 1 ファンクショナルブレースの作製と装着

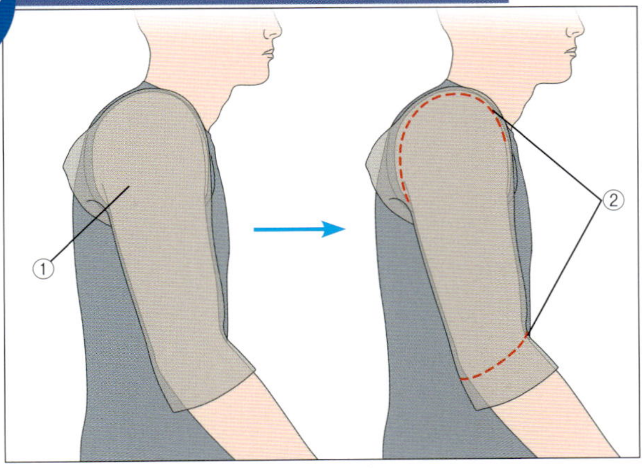

①ファンクショナルブレース（外側）
②骨折の部位によって装着長を変更する

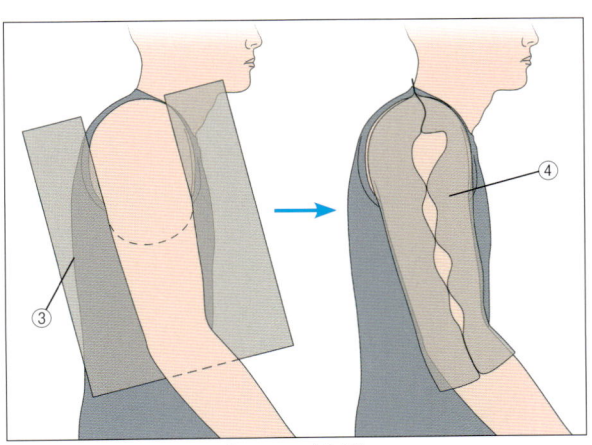

③ファンクショナル　ブレース（内側）
④あらかじめ　お湯で温め装着する

U字スプリント装着より2〜3週間経過し疼痛と腫脹の軽減が獲得されたらファンクショナルブレースを考慮する。サイズに応じた既製のものもあるが，通常はcustom madeである。

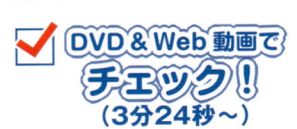

☑ **DVD&Web動画でチェック！**（3分24秒〜）

骨折の部位によって装着長を変更するが，通常は外側では肩上部から肘関節までを被覆するロングブレースを作製している。

Step 2　ファンクショナルブレース装着後の訓練

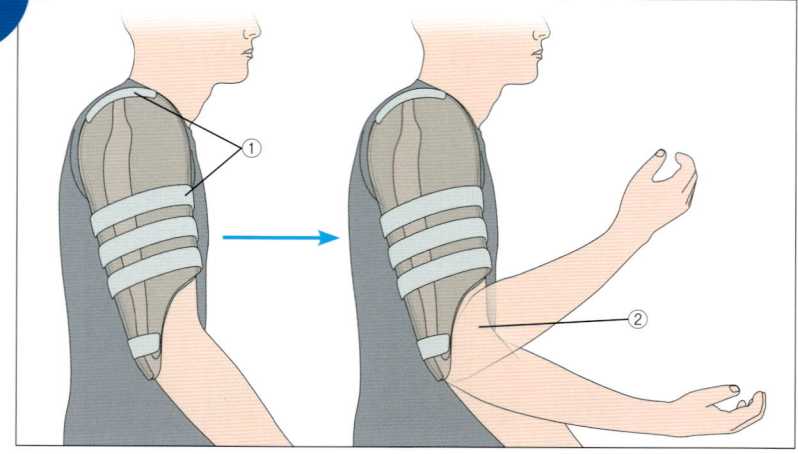

① マジックテープで固定
② 肘の可動域を阻害しない

ファンクショナルブレースは積極的関節可動訓練によってその機能が発揮される。装着後直ちに肘関節の自動屈曲伸展訓練を開始する。

☑ **DVD & Web 動画で チェック！**（5分19秒～）

装着期間内の皮膚の保護・管理は重要である。重力を利用してまっすぐに下垂，肘は伸展位としてブレースを除去する。これで，シャワー浴が可能となる。1日に1回は取り外し，ブレースのクリーニングを行う。

後療法

●等尺性筋力訓練

装具内での肘屈筋，伸展の等尺性収縮訓練は，骨折部の固定性向上に有利であり，極めて早期に行う。また，ブレース装着下に肩関節の他動訓練を開始する（図1）。

☑ **DVD & Web 動画で チェック！**（6分6秒～）

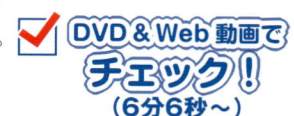

●pendulum体操の励行

骨折部の安定性が得られてくる4～5週間後にはブレースを除去した肩関節可動訓練を開始する（図2）。

☑ **DVD & Web 動画で チェック！**（6分50秒～）

●骨癒合まで

X線像による経過観察は受傷4週目までは1回／週，その後は1回／2週施行する。変形治癒が生じないようにモニタリングし，必要に応じてスプリントあるいはブレースを矯正する。

X線像で仮骨形成が生じ，疼痛が軽減し肩自動外転が90°ほど可能（疼痛やクリックなしで）となった場合にはブレースの除去を考慮する。この頃から抵抗性の訓練を開始することができる。

通常は3カ月で骨癒合が獲得されるので，それまでに治癒せずに異常可動性が認められれば，偽関節の可能性が高くなる。その際は手術療法への変更を検討する。

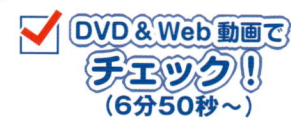

図1　肩関節の他動訓練
ブレース装着下に行う。

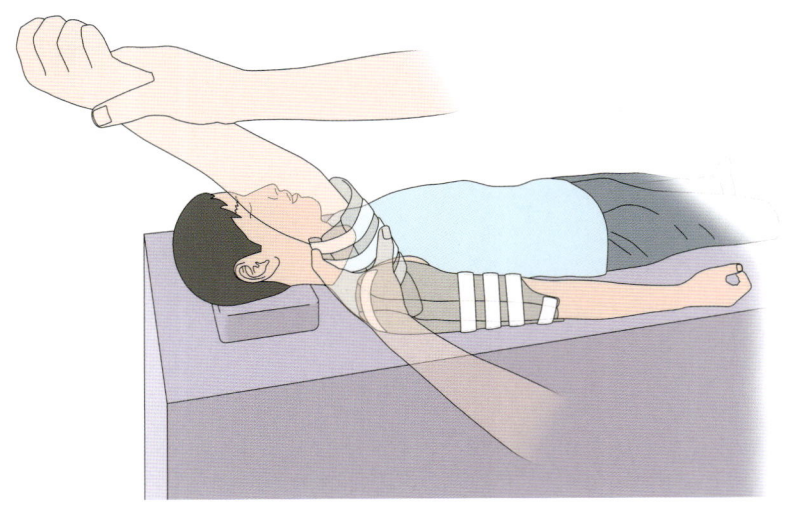

図2　pendulum 体操
ブレースを除去した肩関節可動訓練を行う。

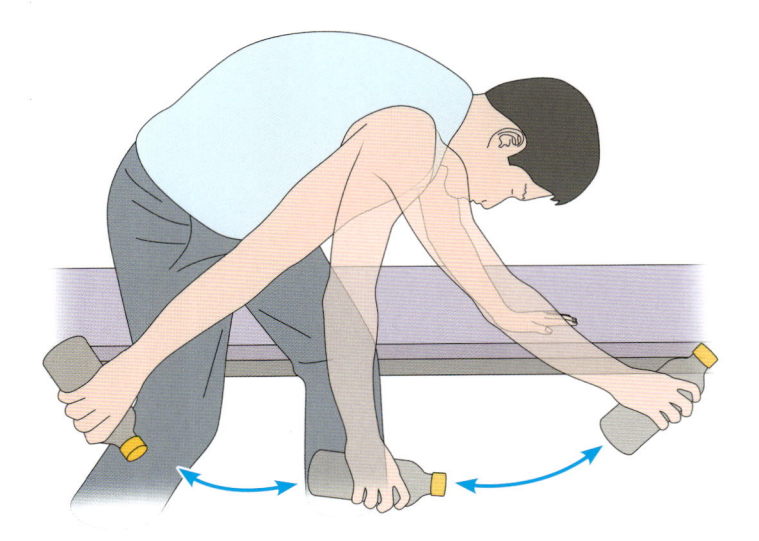

文献

1. Sarmiento A, Zagorski JB, Zych GA, et al. Functional bracing for the treatment of fracture of the humeral diaphysis. J Bone Joint Surg Am 2000;82:478-86.
2. Papasoulis E, Drosos GI, Ververidis AN, et al. Functional bracing of humeral shaft fractures. A review of clinical studies. Injury. 2010;41:e21-7
3. Koch PP, Gross DF, Gerber C. The results of functional (Sarmiento) bracing of humeral shaft fractures. J Shoulder Elbow Surg;11:143-50.

各論

骨折に対するギプス固定
前腕骨折 DVD 06

香月憲一
大阪市立総合医療センター整形外科部長

骨折整復の基本手技

　前腕骨折を治療するに当たってまず大切なことは橈骨頭脱臼や尺骨頭脱臼を合併していないかを確認すること，すなわちMonteggia骨折やGaleazzi骨折を見落とさないことである。従って，前腕骨骨折のX線像撮影時には肘関節と手関節を含めて撮影することが重要である。
　転位の強い前腕骨骨折は観血的手術の対象となることが多いが，転位が軽度のものや小児例では徒手整復ギプス固定の適応となることがある。

●橈骨骨幹部骨折
　前額面や矢状面での屈曲あるいは伸展変形のみならず，回旋変形を整復する必要がある。骨折部の回旋転位の程度は骨折部位によって停止する筋による牽引力が変化するので異なる。
　すなわち，円回内筋停止部より近位での骨折では近位骨片は回外筋と上腕二頭筋の作用によって回外し，遠位骨片は円回内筋と方形回内筋の作用によって回内するが（図1a），円回内筋停止部より遠位での骨折では近位骨片はそれほど回外せず，遠位骨片は方形回内筋の作用により軽度回内する（図1b）。徒手整復で屈曲・伸展変形が整復できても，回旋変形を残すと前腕の回旋制限が残るので注意が必要である。通常前腕回外位での整復が必要となる。橈骨単独骨幹部骨折ではしばしばGaleazzi骨折を伴うので見逃さないよう注意する。遠位橈尺関節の整復が不十分あるいは不安定な場合には手術療法を行う。

●尺骨骨幹部骨折
　単独骨折では橈骨骨幹部骨折のような回旋変形を伴うことは少なく，前額面や矢状面での屈曲あるいは伸展変形を整復すればよいが，Monteggia骨折の合併を見逃さないことが重要である。特に小児の尺骨近位部骨折ではしばしば橈骨頭の亜脱臼を伴うMonteggia骨折を合併するので注意深い読影が必要である。
　図2は小児Monteggia骨折のX線像である。尺骨近位骨幹部での伸展骨折と橈骨頭の亜脱臼を認める。この症例では徒手的に尺骨を屈曲させながら骨折部を整復し，前腕を回外位にすることで橈骨頭は整復され安定した状態に保つことができた（図3）。上腕以下のギプス固定で保存的に治療を行った。

図1 橈骨骨幹部骨折のレベルと回内・回外筋の牽引作用による回旋変形の模式図

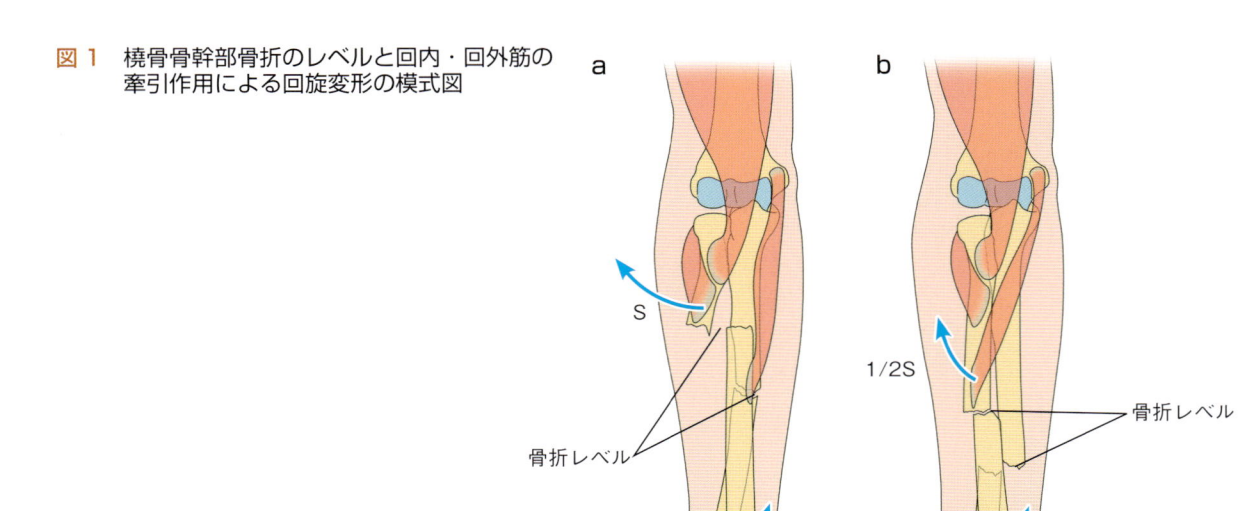

S：回内
P：回外

図2 Monteggia骨折のX線像
尺骨近位骨幹部骨折と橈骨頭の側方脱臼である。
a：正面像
b：側面像

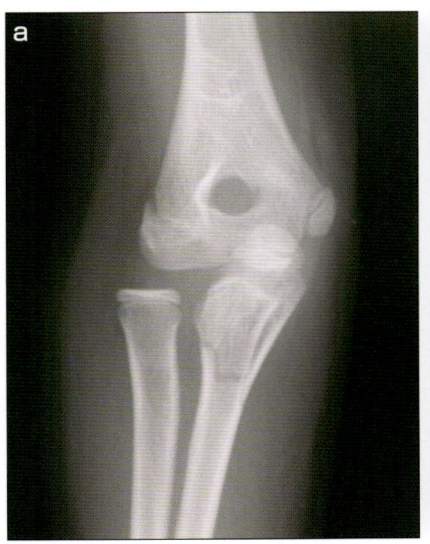

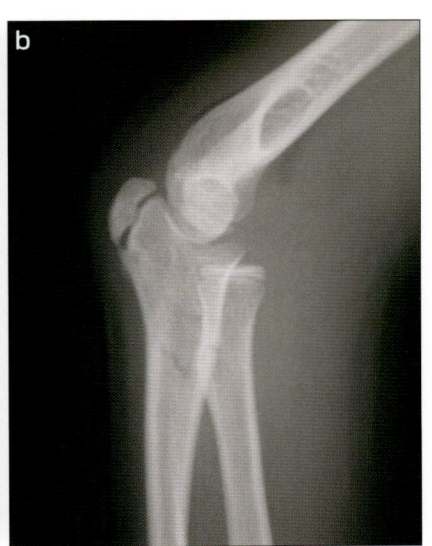

図3 徒手整復
徒手整復を行い前腕回外位に保持している。尺骨骨折部と橈骨頭のは整復位は良好である。
a：正面像
b：側面像

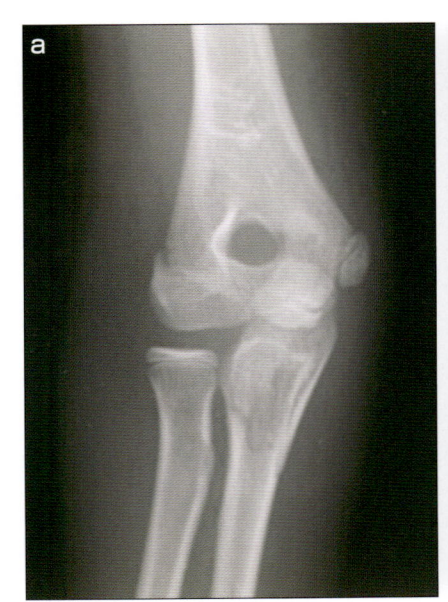

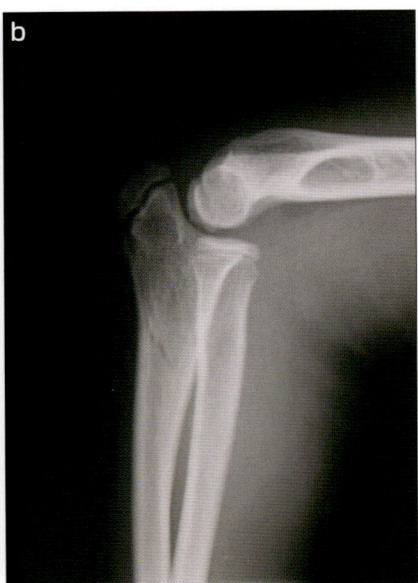

●橈尺骨骨幹部骨折

橈骨，尺骨ともに骨幹部で骨折した症例でも転位が軽度な小児例で徒手整復可能なら保存療法の適応となる（図4，5）。

図4　男児（7歳）の前腕両骨骨折X線像
a：正面像
b：側面像

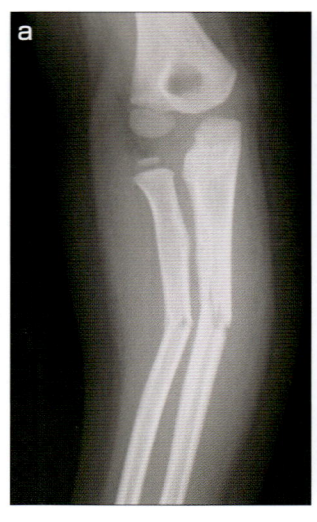

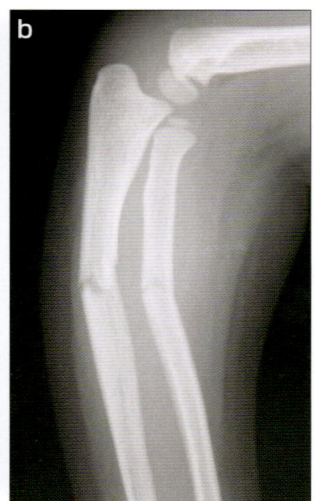

図5　徒手整復ギプス固定後のX線像
a：正面像
b：側面像

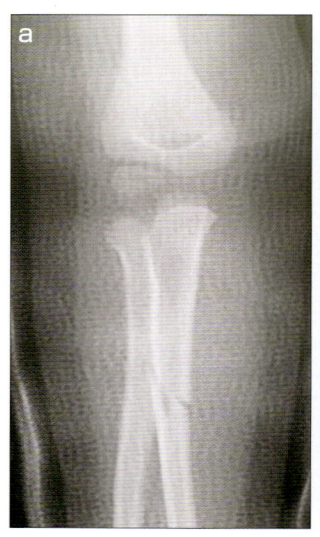

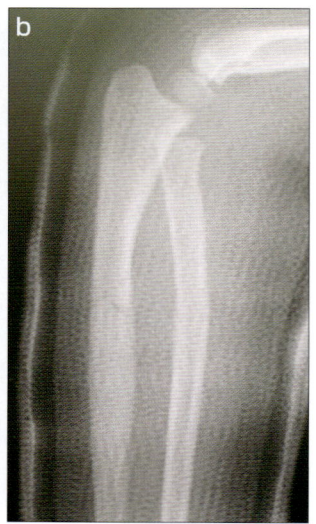

ギプステクニック

●整復後の外固定材料

　ギプスにはギプス包帯，ギプスシャーレ，ギプスシーネがあり，順に固定力が強い。受傷直後からギプス包帯を巻くと経過とともに骨折部の腫脹が生じるとギプス障害が生じるので，術後に腫脹が予測される場合にはシャーレやシーネタイプのギプスにすることが多い。一般に前腕骨折に対する上腕ギプス固定の際の肘関節屈曲角度は特殊例を除いて90°とし，前腕回内外の肢位は骨折部がより安定する肢位とする。観血的整復固定術が行われ，近位・遠位橈尺関節脱臼がなく安定している例では前腕回内外中間位とする。

●上腕以下ギプス固定法の実際

ギプス包帯，下巻き（綿，ストッキネット），鋏（図6）を準備する。

図6　ギプス固定の材料

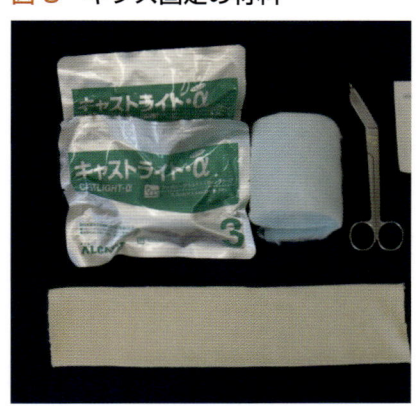

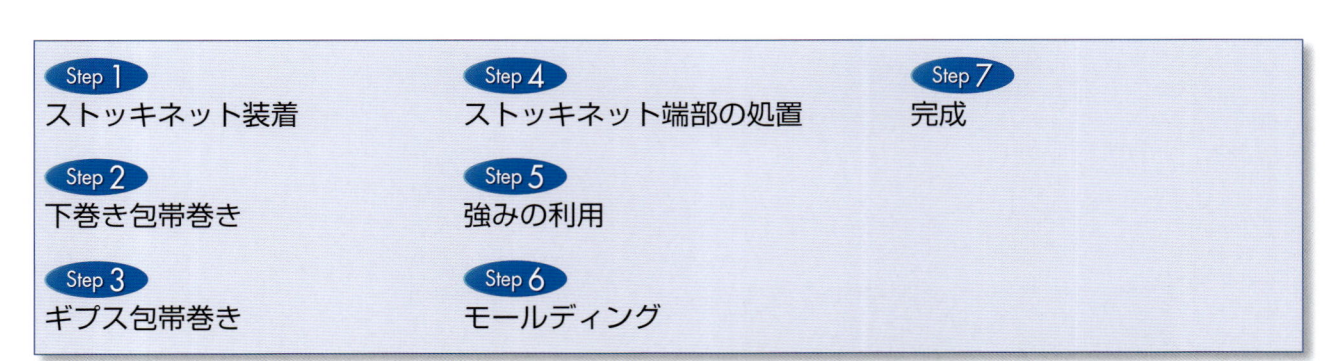

Step 1 ストッキネット装着
Step 2 下巻き包帯巻き
Step 3 ギプス包帯巻き
Step 4 ストッキネット端部の処置
Step 5 強みの利用
Step 6 モールディング
Step 7 完成

Step 1　ストッキネット装着

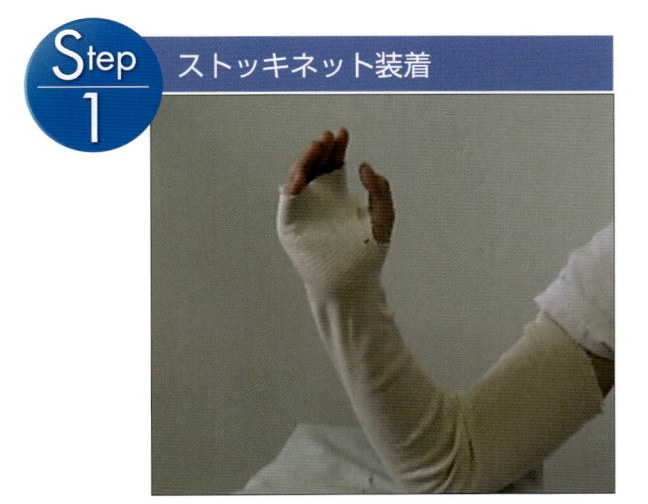

綿の下巻きを直接患肢に巻くとかゆみの原因になるので，まずストッキネットを装着する。親指が出るように切り込みを入れておく。

骨折に対するギプス固定／前腕骨折

Step 2 下巻き包帯巻き

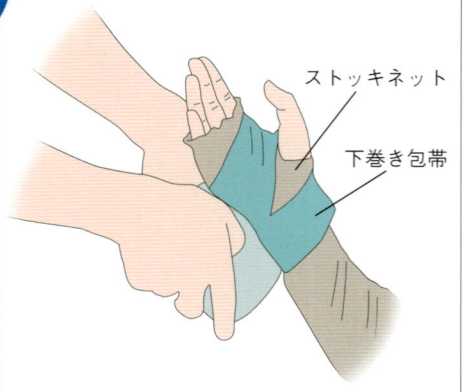

次に綿の下巻きを巻く。

☑ **DVD & Web 動画で チェック！**
（0分5秒〜）

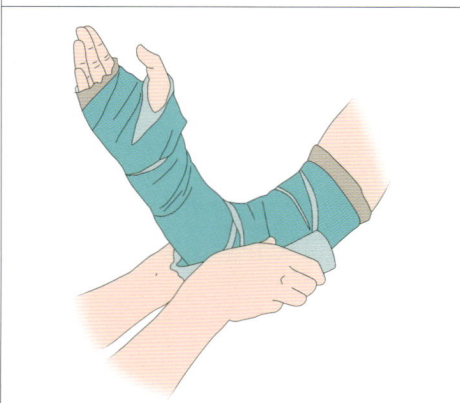

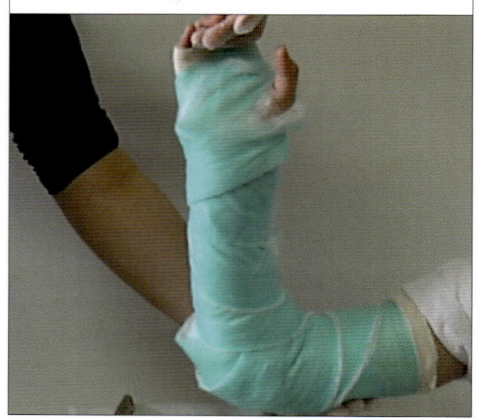

ストッキネット
下巻き包帯

肘頭部は少し厚めに巻いておく。

Step 3+1 ギプス包帯巻き

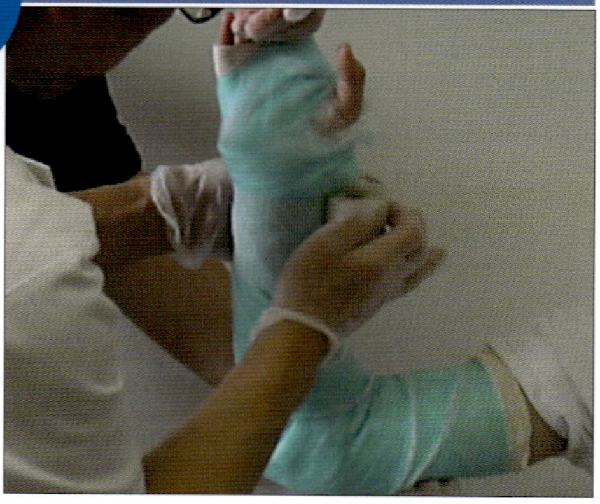

ギプス包帯を遠位から近位に向かって巻く。

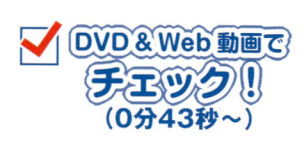

☑ **DVD & Web 動画で チェック！**
（0分43秒〜）

+1 Step

　母示指間は分厚くならないように1cmほど残して切って巻くと巻きやすい。この操作を2回繰り返し，肘から上腕まで巻いてゆく。

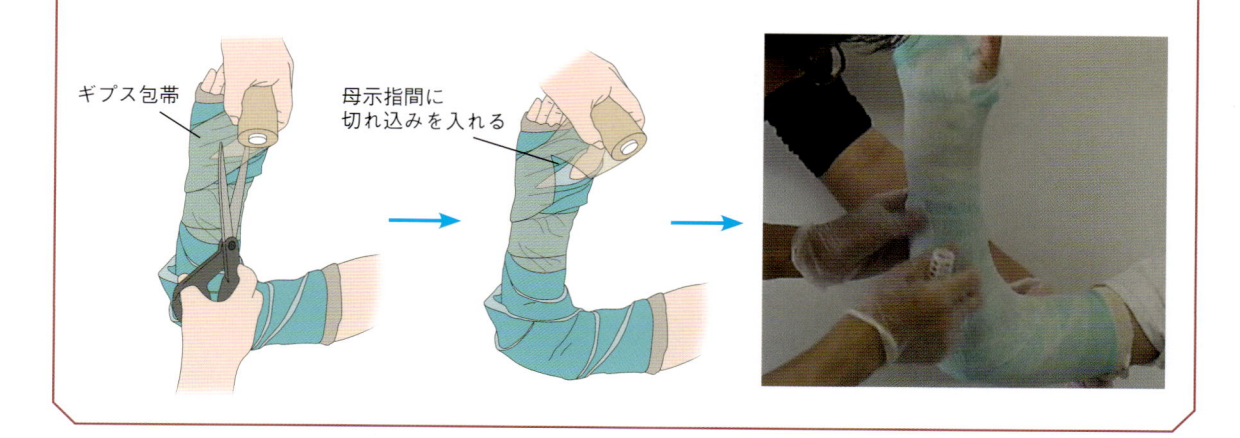

ギプス包帯
母示指間に切れ込みを入れる

Step 4　ストッキネット端部の処置

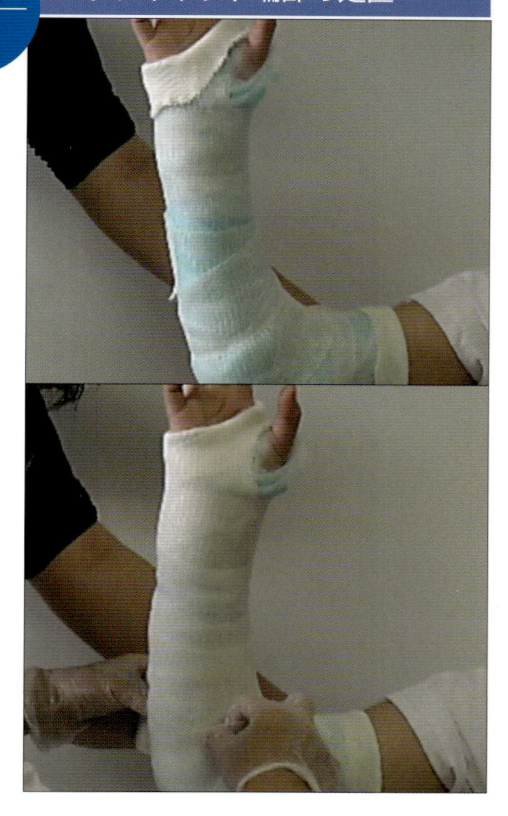

　ストッキネットの近位端と遠位端を折り返す。こうすることでギプス装着後の角での痛みを防ぐことができる。

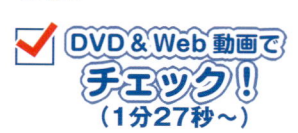

✓ **DVD & Web 動画で チェック！**（1分27秒～）

　折り返したストッキネットの上からもう1巻のギプス包帯を同様の手順で巻いてゆく。肘頭の部分の強度を強めたいときは，その部分を折り返して2重，3重にして巻いてゆく。

各論　骨折に対するギプス固定／前腕骨折

73

Step 5　強みの利用

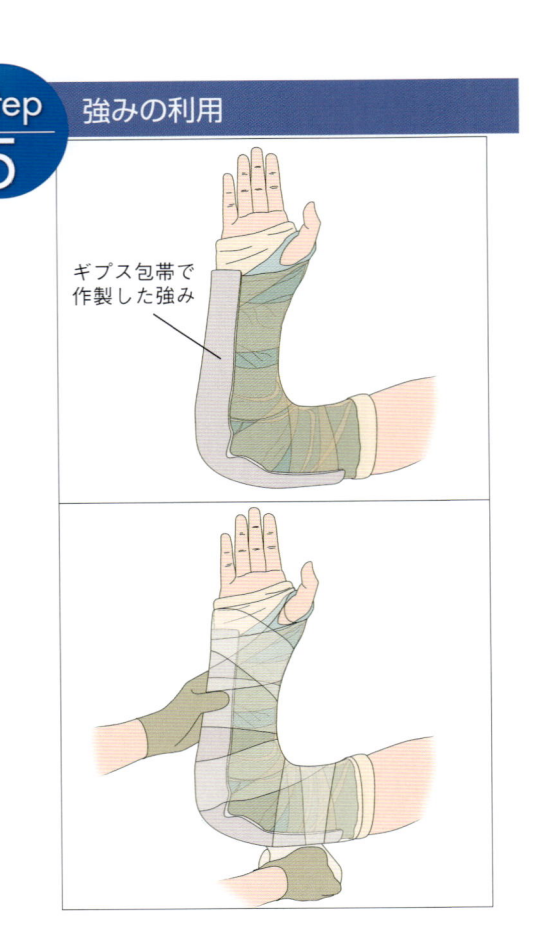

ギプス包帯で作製した強み

伸側の強度をより増したいときには，あらかじめギプス包帯で強みを作製していて巻き込む方法をとる。

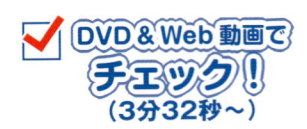

☑ **DVD & Web 動画で チェック！**
（3分32秒〜）

Step 6　モールディング

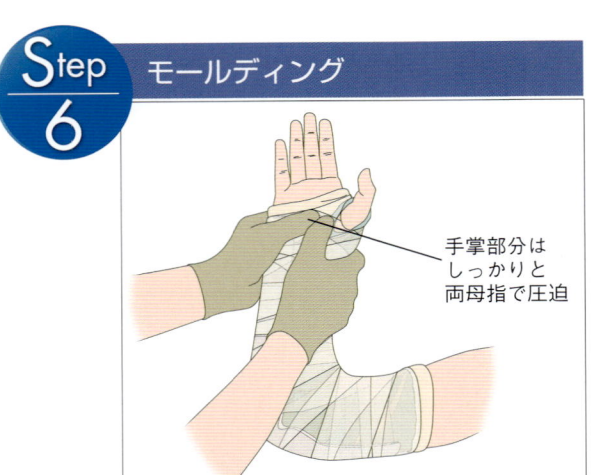

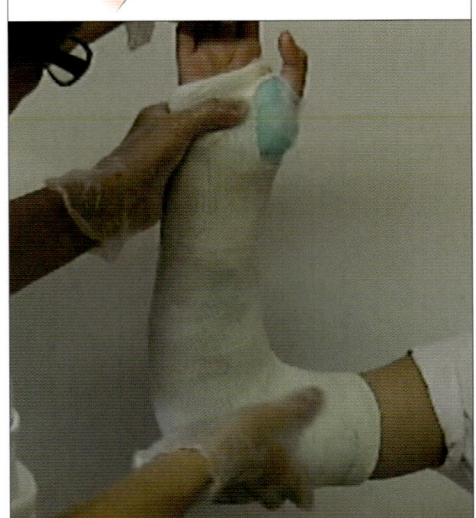

手掌部分はしっかりと両母指で圧迫

手掌部分はしっかりと両母指で圧迫してモールディングする。

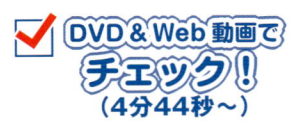

☑ **DVD & Web 動画で チェック！**
（4分44秒〜）

全体の水分や気泡などは手のひらでよくこすってモールディングする。

Step 7 完成

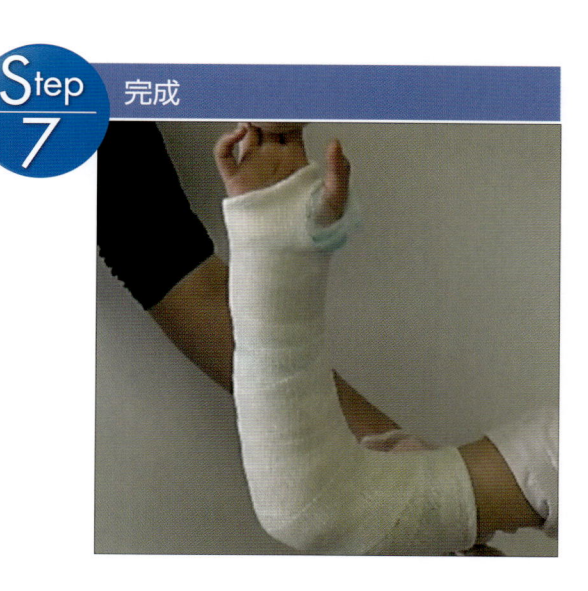

下巻きの綿の色がちょうどみえなくなるくらいの厚さに巻いて完成である。

骨折に対するギプス固定／前腕骨折

各論

骨折に対するギプス固定
橈骨遠位端骨折 DVD07 DVD08

香月憲一
大阪市立総合医療センター整形外科部長

骨折整復の基本手技

　橈骨遠位端骨折の多くは背側転位型骨折であるが，掌側転位型や関節内骨折もまれではない。尺骨遠位端骨折や尺骨茎状突起骨折を合併することも多く，この際には骨折部や遠位橈尺関節の不安定性が増すので，整復時には注意が必要である。

●背側転位型骨折（Colles骨折）

　適切な麻酔を施し，X線透視下に骨折部の整復を行う。助手に対抗牽引をかけさせ，術者は示指，中指をゆっくり牽引しながら手関節を掌屈・尺屈・回内しながら遠位骨片を背側から圧迫して骨折部を整復する（図1）。透視画像で掌側の骨皮質の整復が良好かどうかが術後のギプス内転位を防ぐうえで重要である。

　麻酔をかけた後，しばらくフィンガートラップを用いて牽引しておくのもよい（図2）。特に人手が少ないときには便利な方法である。外科用透視装置があれば牽引をかけながらのギプス固定も可能である。徒手整復前のColles骨折のX線像（図3）と整復後のX線像を示す（図4）。

●掌側転位型骨折（Smith骨折）

　同様に適切な麻酔を施し，X線透視下に骨折部の整復を行う。助手に対抗牽引をかけさせ，術者は示指，中指をゆっくり牽引しながら手関節を背屈・尺屈・回外しながら遠位骨片を掌側から圧迫して骨折部を整復する。

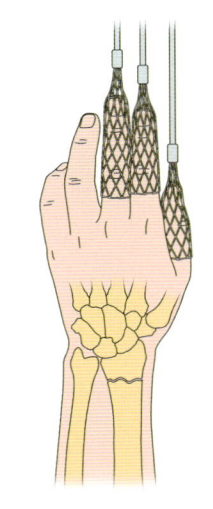

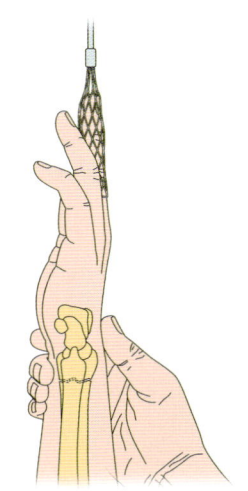

図1　Colles骨折の徒手整復法

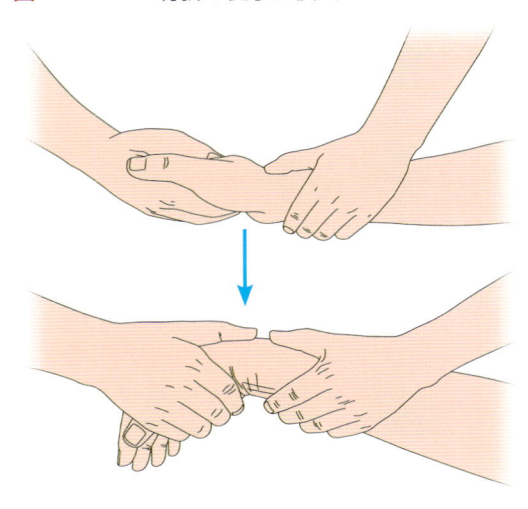

図2　フィンガートラップ

図3 Colles 骨折の徒手整復前の X 線像
a：正面像
b：側面像

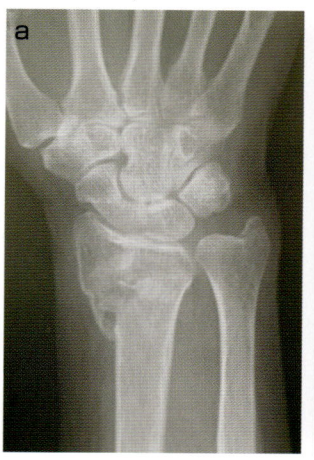

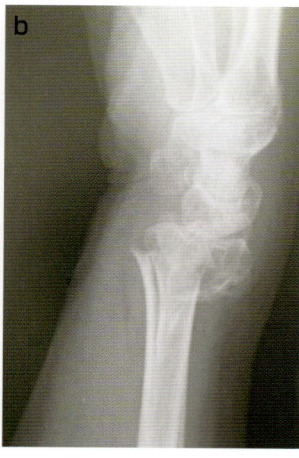

図4 Colles 骨折の徒手整復後の X 線像
a：正面像
b：側面像

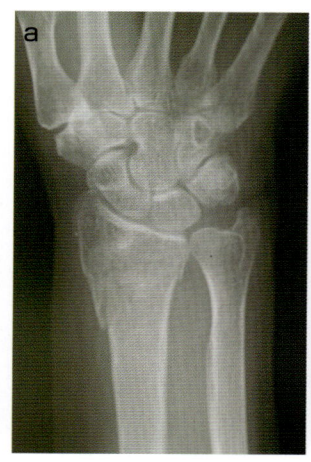

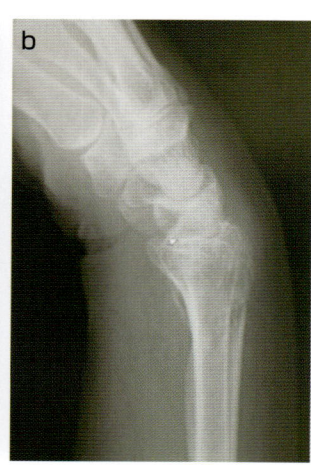

● **関節内骨折**

　背屈型か掌屈型かによって上記整復法によって整復する。関節外骨折の転位を整復後，関節内骨折の転位の程度が1mm以内であればそのままギプス固定を行い，2mm以上であれば手術の適応がある。1〜2mmのものは他の要因も加味して治療法を選択する。

　いずれの場合でも腫脹が強い例や，今後かなりの腫脹が予測される症例では，シュガートングギプスで外固定する。徒手整復1週後にX線学的評価を行い，転位の程度が増悪してこないかをチェックする。術後2〜3週間はギプスの交換は行わない。

　骨接合術後のギプス固定は手関節軽度背屈位とし，徒手整復後は整復時の掌屈・尺屈位を保ちながら巻くが，背屈位を推奨する報告もある（後述）。前腕回内位を保ちたいときにはシュガートングギプスが上腕以下のギプス固定を行う。以前行われていた図5のような過度の掌屈，尺屈，回内位（Cotton-Lodder肢位）固定はCRPSや手指関節拘縮，正中神経障害などの合併症をきたしやすいため，決して行ってはいけない。

図5 過度の手関節掌屈，尺屈，前腕回内位でのギプス固定

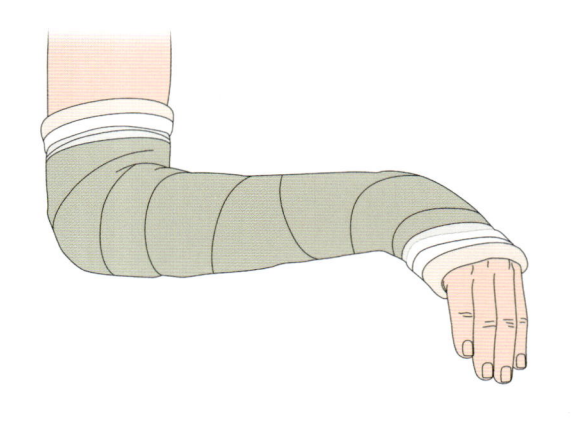

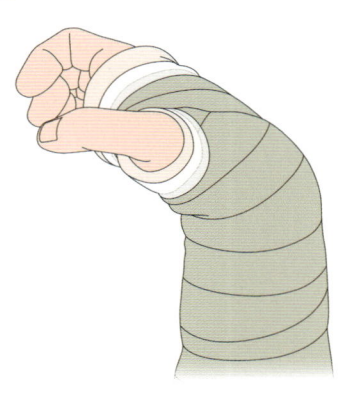

ギプステクニック

ギプス包帯，下巻き（綿，ストッキネット），鋏，麻酔薬，注射器，針，消毒薬，ガーゼ，絆創膏などを用意する（図6）。

図6 ギプスに必要な器具

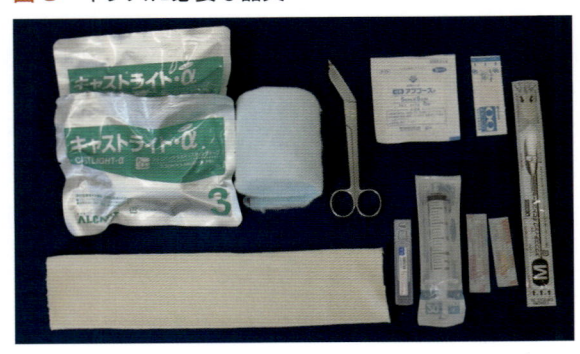

前腕ギプスの実際

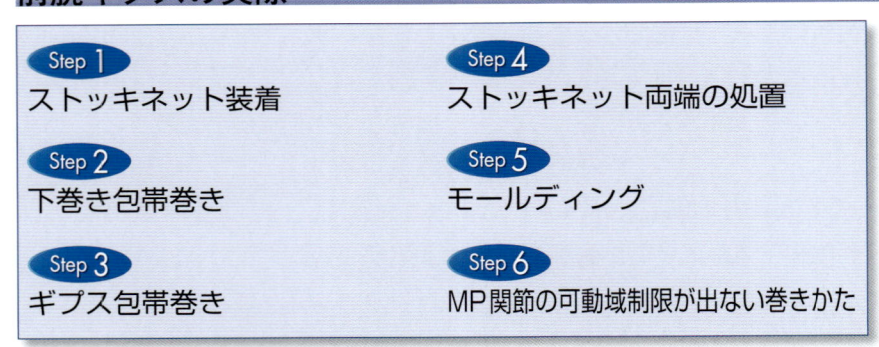

Step 1 ストッキネット装着
Step 2 下巻き包帯巻き
Step 3 ギプス包帯巻き
Step 4 ストッキネット両端の処置
Step 5 モールディング
Step 6 MP関節の可動域制限が出ない巻きかた

シュガートングギプス固定法の実際

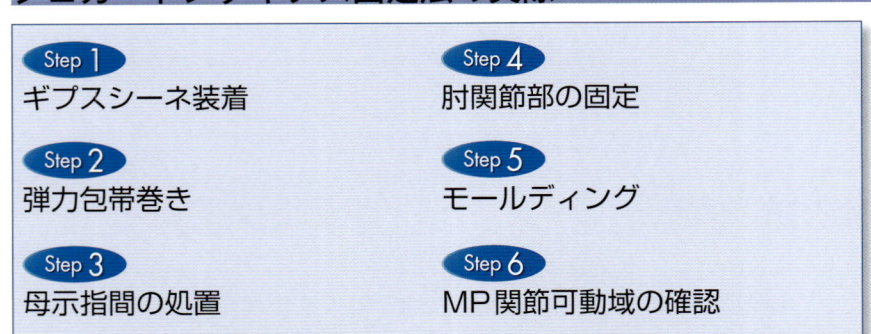

Step 1 ギプスシーネ装着
Step 2 弾力包帯巻き
Step 3 母示指間の処置
Step 4 肘関節部の固定
Step 5 モールディング
Step 6 MP関節可動域の確認

前腕ギプスの実際

Step 1 ストッキネット装着

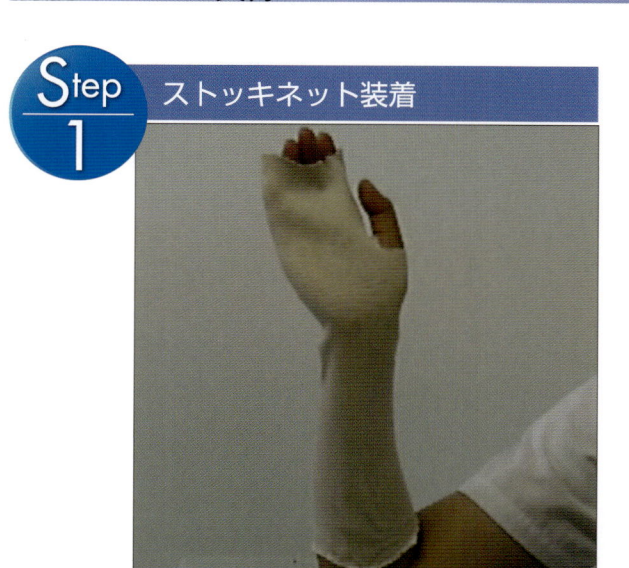

上腕ギプスと同様に，まず親指が出るように切り込みを入れたストッキネットを装着する。

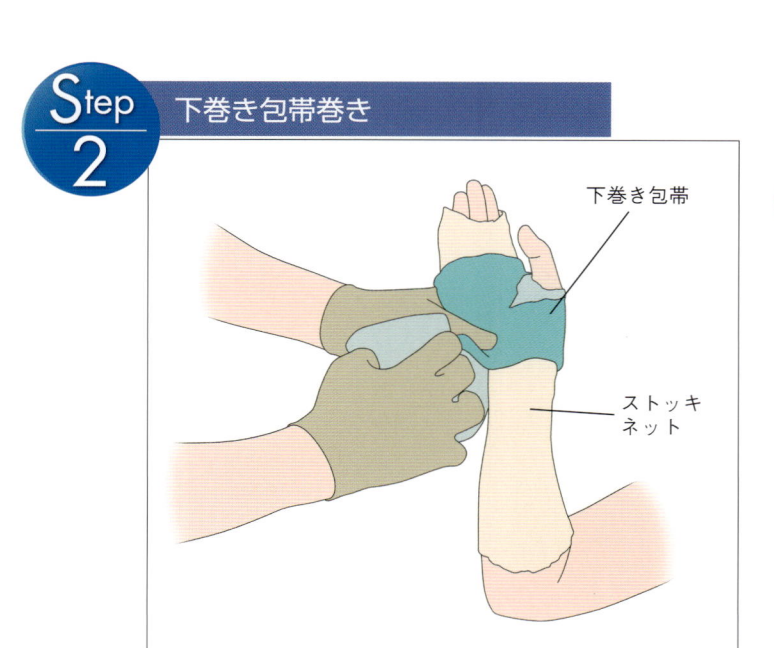

Step 2 下巻き包帯巻き

綿の下巻きを巻く。

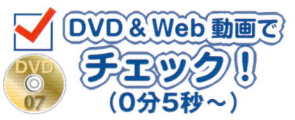

✓ DVD & Web 動画でチェック！（0分5秒～）

下巻き包帯
ストッキネット

各論　骨折に対するギプス固定／橈骨遠位端骨折

Step 3+1 ギプス包帯巻き

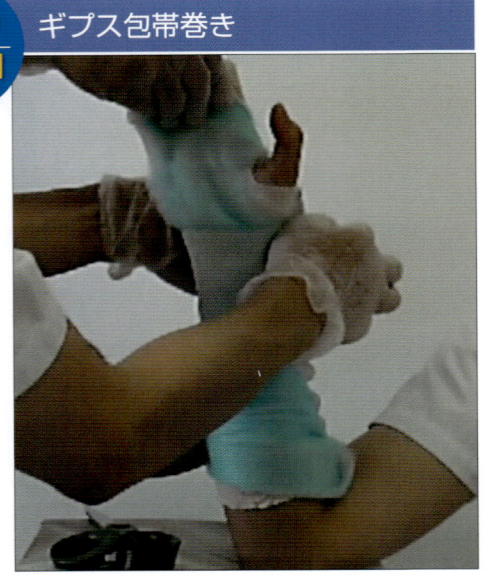

ギプス包帯を遠位から近位に向かって巻いていく。

+1 Step

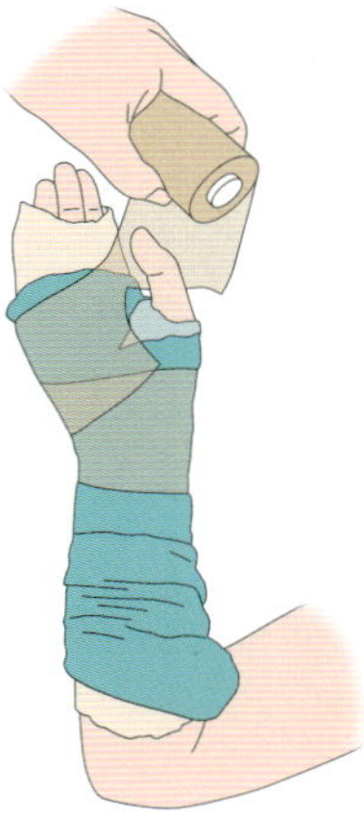

母示指間は分厚くならないように1cmほど残して切って巻くと巻きやすい。

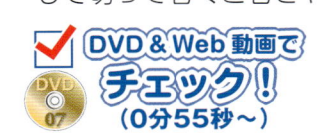

☑ **DVD & Web 動画で チェック！**（0分55秒〜）

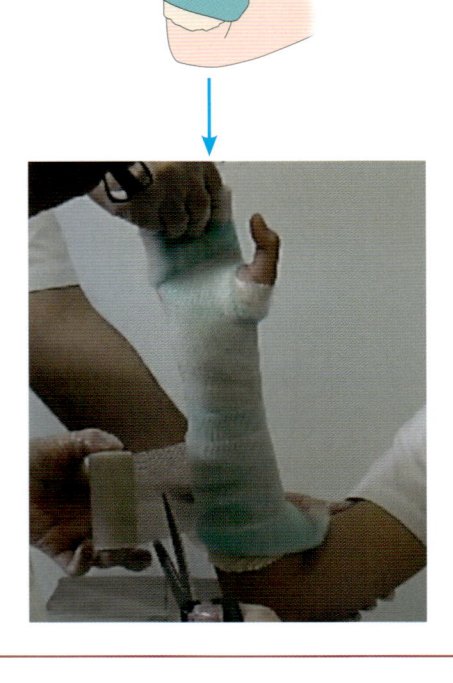

この操作を2回繰り返し，肘から肘下まで巻いてゆく。

Step 4 ストッキネット両端の処置

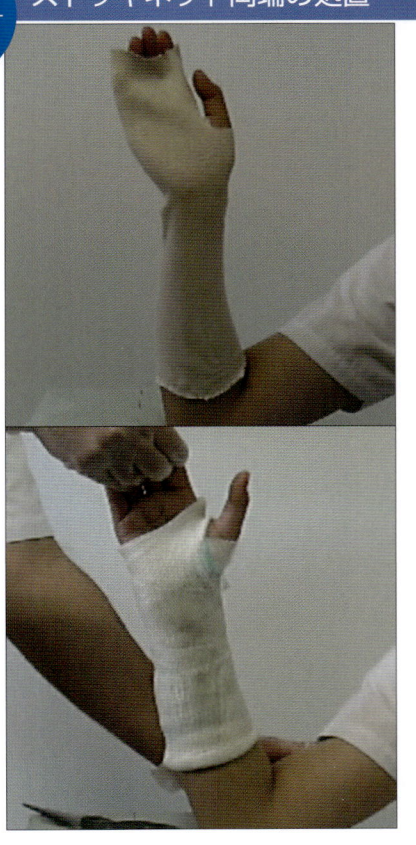

巻き終わったらいったんギプス包帯を切離し，ストッキネットの近位端と遠位端を折り返す。こうすることでギプス装着後の角での痛みを防ぐことができる。

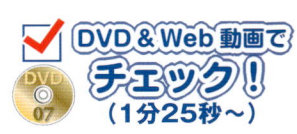

DVD & Web 動画で チェック！（1分25秒〜）

折り返したストッキネットの上から残りのギプス包帯を同様の手順で巻いてゆく。

Step 5 モールディング

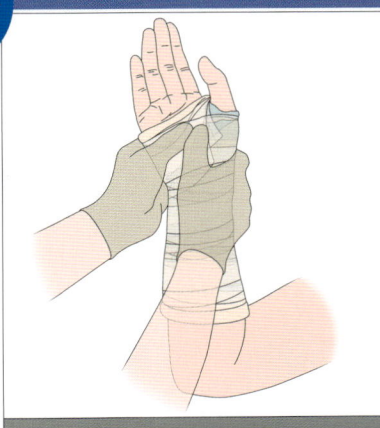

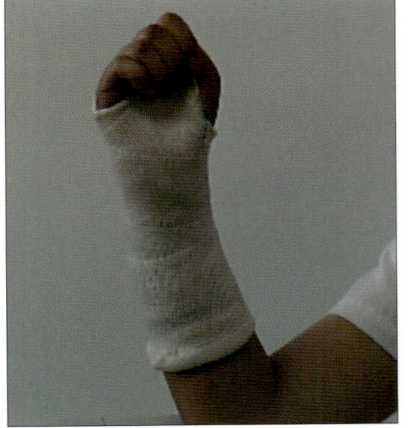

手掌部分はしっかりと両母指で圧迫してモールディングする。

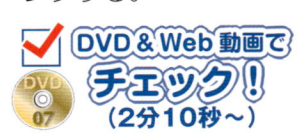

DVD & Web 動画で チェック！（2分10秒〜）

全体の水分や気泡などは手のひらでよくこすってモールディングし，完成である。

各論　骨折に対するギプス固定／橈骨遠位端骨折

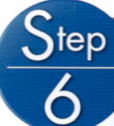

Step 6 MP関節の可動域制限が出ない巻きかた

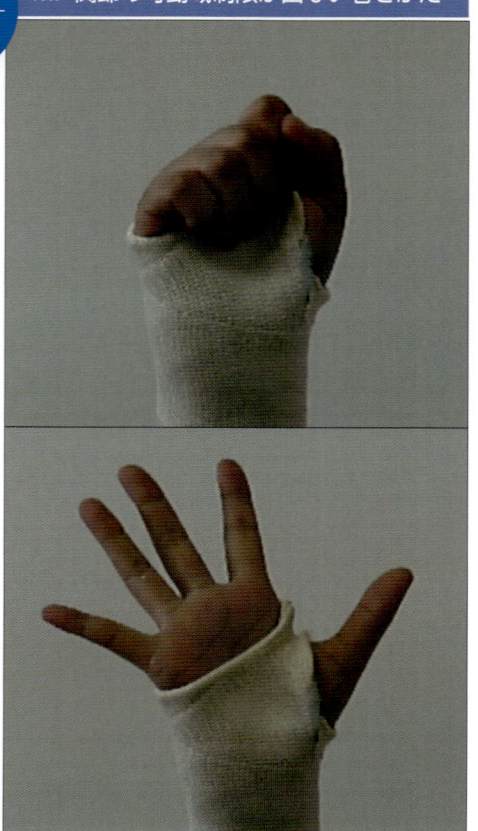

　左のように手指MP関節の屈曲，伸展可動域制限が出ないように巻くのがコツである。土井らはMP関節を含めて外固定された症例で有意にCRPS1型の発生率が高いと報告している。

シュガートングギプス固定法の実際

Step 1 ギプスシーネ装着

適当な長さのギプスシーネを準備する。

手背から肘で折り返して手掌まで固定できるようサイズを整える。

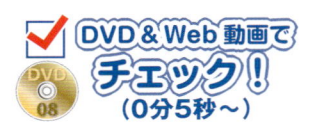

☑ DVD & Web 動画でチェック！（0分5秒～）

横からみたところである。手掌部は手指MP関節の屈曲ができるようにしておく。

骨折に対するギプス固定／橈骨遠位端骨折

Step 2 弾力包帯巻き

弾力包帯で遠位から近位に向かってシーネを固定する。

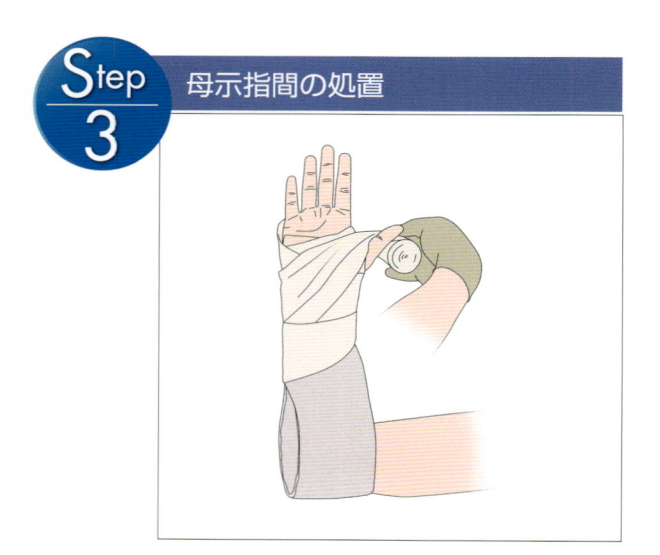

Step 3 母示指間の処置

母示指間にも包帯を巻き，シーネのずれを防ぐ。

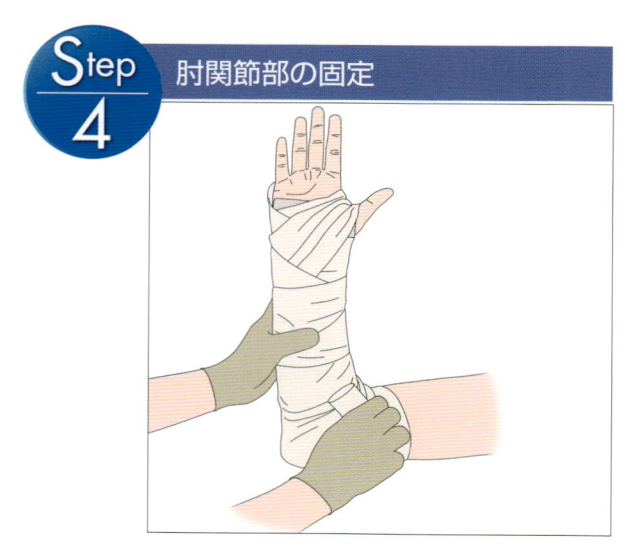

Step 4 肘関節部の固定

肘関節部分もしっかりと固定を行う。

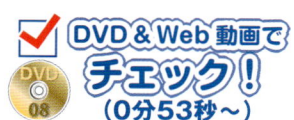

Step 5 モールディング

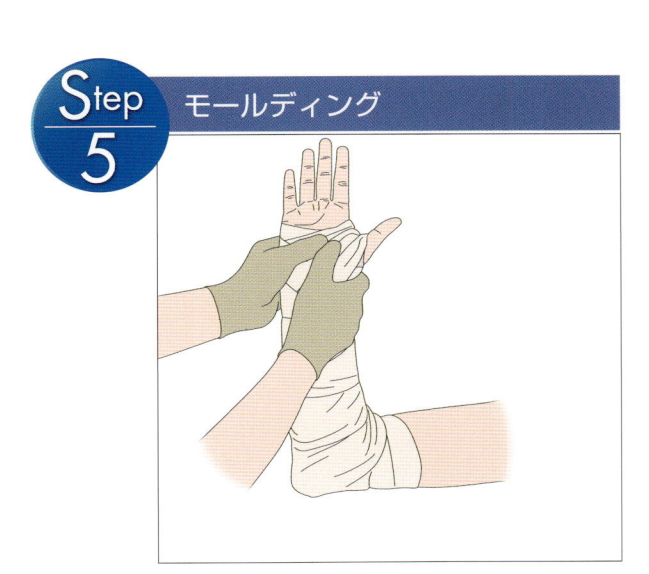

手掌部分はしっかりと両母指でモールディングする。

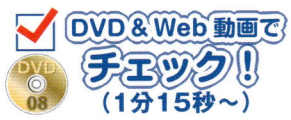

✅ DVD & Web 動画でチェック！（1分15秒〜）

Step 6 MP関節可動域の確認

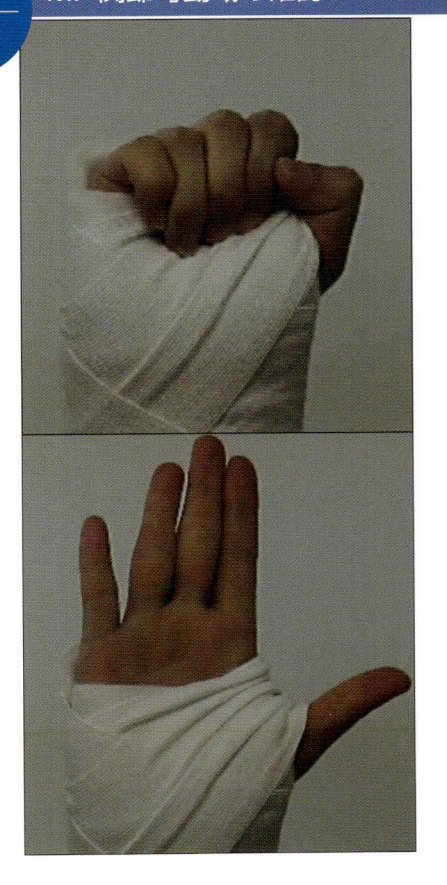

手指MP関節の屈伸が良好に行えていることを確認して完成である。

各論

骨折に対するギプス固定／橈骨遠位端骨折

背屈固定

通常Colles骨折のギプス固定は骨折部の整復操作を行う肢位，すなわち手関節掌屈位で行われているが，Guptaらは手関節背屈位での固定を推奨している。これは自験例のColles骨折204例を対象として，ギプス固定時の手関節の肢位を掌屈位，中間位，背屈位で比較したところ背屈位固定例の術後転位が少なかったというもので，その理論的背景として掌屈位固定では図7のように，遠位手根列から加わる変形の力が骨折部で背屈転位する方向と平行なのに対して，手関節背屈位では変形の方向と骨折部での転位の方向が異なることによるとしている。

また，手関節背屈位でギプス固定すると図8のようにS字状の固定となるので，ギプス内での転位が生じにくいのだと説明している。

髙畑もColles骨折に対する背屈位固定を推奨しているが，手根骨を牽引する合力のベクトルが遠位骨片の支点となる骨折部掌側骨皮質よりも掌側を通ると遠位骨片を掌屈させる力にもなり，遠位骨片の掌屈が増強する例を報告しているので，過度の矯正にならぬよう注意が必要である。

図7　掌屈位固定と背屈位固定
a：手関節掌屈位
b：手関節背屈位

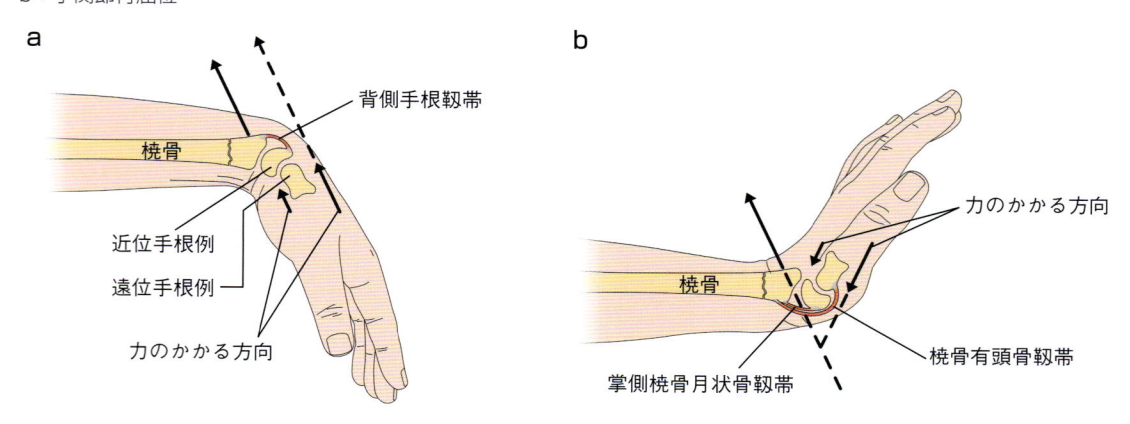

図8　手関節背屈位でのギプス固定

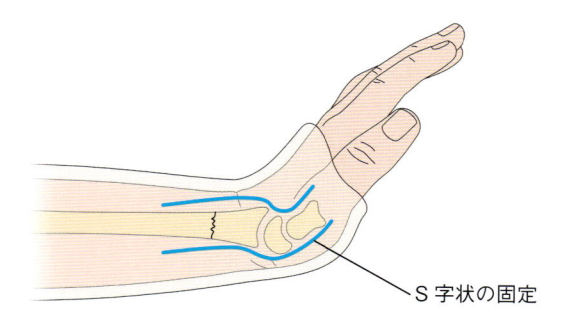

文献

1. 土井一輝, 服部泰典, 坂本相哲ほか. 橈骨遠位端骨折後CRPS発生要因の検討（第2報）. 日本手外科学会雑誌 2008; 24: 923-6.
2. Gupta A. The treatment of Colles' fracture. Immobilisation with the wrist dorsiflexed. J Bone Joint Surg Br 1991; 73: 312-5.
3. 髙畑智嗣. 手関節背屈位固定　橈骨遠位端骨折　斉藤英彦編集　p110-114, 2010 金原出版

各論

骨折に対するギプス固定
舟状骨骨折 DVD 09

石黒　隆
いしぐろ整形外科院長

骨折整復の基本手技

●舟状骨骨折の特徴

　舟状骨は母指にかかる力を伝達する重要な部位であり，同部に痛みを残すと機能的に障害を残すことになる。早期に的確な診断を下し，適切な治療を行うことが極めて大切である。

　舟状骨骨折は手根骨骨折の中で最も頻度の多い骨折である。舟状骨は関節軟骨によって周囲を覆われているため，骨折の部位によっては血行の問題から骨癒合に長期間を要することもある。

●診断

　診断には通常の2方向撮影に加えて，斜方向を加えた4方向撮影を必要とする。臨床的に骨折を疑わせる所見（腫脹と局所の圧痛）がある場合には，たとえ骨折線がはっきりしなくてもとりあえずギプスシーネによる固定を行い，2週後のX線撮影で骨折の有無を判断する。初診時での見逃しや放置例も多く，偽関節や骨壊死を生じると機能障害を残すことになるので注意して欲しい。

　骨折の部位の分類には一般にHerbert分類が用いられている（図1）。タイプAは新鮮骨折で結節部（遠位1/3）の骨折と体部（中央1/3）の転位のない骨折，タイプBは不安定な新鮮骨折で転位のある斜骨折や近位1/3の骨折，月状骨周囲脱臼に伴う舟状骨骨折である。タイプCは遷延治癒骨折，タイプDは偽関節例である。

適応

　本骨折は早期に診断し適切な外固定を行えば90〜97％の確率で骨癒合が獲得される。最近は医療材料が進歩したため，外固定期間の短縮を目的として圧迫骨接合法が行われる傾向にある。しかし，術後の再転位や偽関節，骨壊死などの報告もされるようになっており，安易に手術を選択するのではなく，それぞれの内固定材料の特徴や手術手技に習熟する必要のあること強調したい。

　患者の社会的背景も考慮しなければならないが，長期間の固定でも問題ない場合にはまず保存的に治療している。安定型の骨折か不安定型の骨折かの判断が重要である。保存的に治療する場合には長期間の固定（8〜12週間）を余儀なくされる。手術的に治療する場合にも数週間の外固定を併用することが望ましい。

● **保存療法**

　安定型の骨折は新鮮骨折で，骨膜や軟骨が保たれているものをいうが，著者は遠位部および体部の骨折で転位のある場合でも，骨折面の接触がよければ保存的に治療している．前腕からのspica castにて加療するが，衝撃を加えない限り日常生活動作での手の使用を許可している．固定期間が8〜12週間と長期に及ぶため，あらかじめ患者の理解を得ておくことが大切である．巻き換えは緩みの程度により

図1　Herbert 分類
TypeA:STABLE ACUTE FRACTURES
A1 FRACTURE OF TUBERCLE
A2 INCOMPLETE FRACTURE THROUGH WAIST

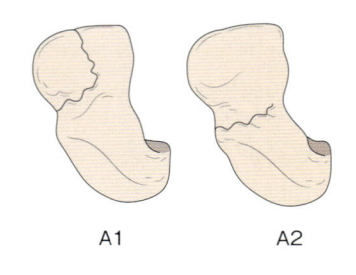

TypeB:UNSTABLE ACUTE FRACTURES
B1 DISTAL OBLIQUE FRACTURE
B2 COMPLETE FRACTURE OF WAIST
B3 PROXIMAL POLE FRACTURE
B4 TRANS-SCAPHOID-PERILUNATE-FRACTURE-DISLOCATION OF CARPUS

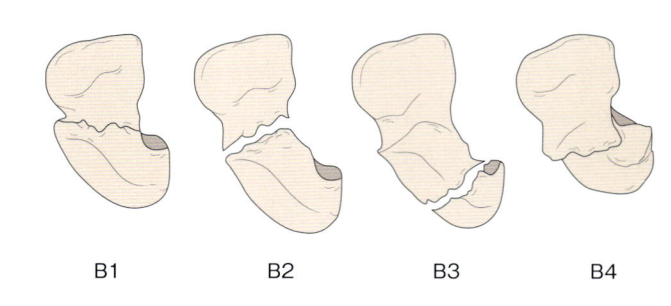

TypeC:DELAYED UNION

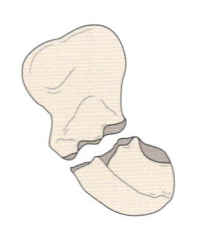

TypeD:ESTABLISHED NONUNION
D1 FIBROUS UNION
D2 PSEUDARTHROSIS

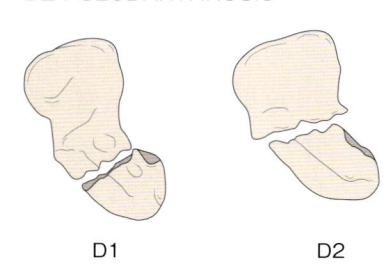

図2　いろいろなギプス固定の範囲
a：肘の屈伸および前腕の回内・回外運動を制限した上腕からのギプス固定
b：肘の屈伸運動をある程度可能にした上腕からのギプス固定
c：前腕からのギプス固定

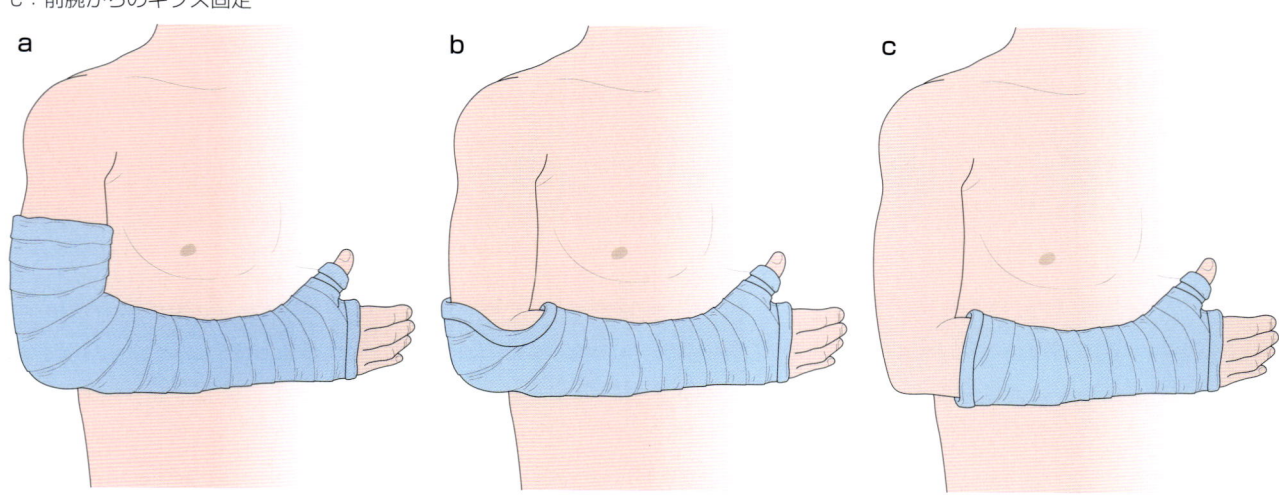

4〜6週間をめどに行っている。

　不安定型の骨折で，前腕の回内・外を制限しなければならないような症例は肘上からの上腕ギプスとなる。肘の屈曲をある程度可能にすることができても，長期間前腕の回内・外運動が制限されることになるので，患者への負担が大きい(図2)。このような症例に対しては手術的に治療されることが多い。

ギプステクニック

　舟状骨骨折と診断が確定している場合にはプラスチックギプスにて固定する。しかし，骨折を疑う場合にはギプスシーネ固定を行い，2週後のX線撮影にて診断が確定すればプラスチックギプスに変更する。

　プラスチックギプスは7.5cm幅と5cm幅をそれぞれ一巻き使用する。手関節の固定肢位に関していろいろな意見があるが，基本的には患者自身が日常生活においてある程度の手の使用が可能になるようにしている。

　手関節は中間位に近い状態で，手の掌側面は近位手掌皮線までとし，母指はIP関節の屈曲ができるように対立位に基節骨まで固定する。固定後は手の挙上運動(1回10秒間以上の挙上を1日50回)を指示し，早期に腫脹を引かせるように指導する。手術療法後のギプス固定も基本的には同じであるが，固定期間が短縮される。

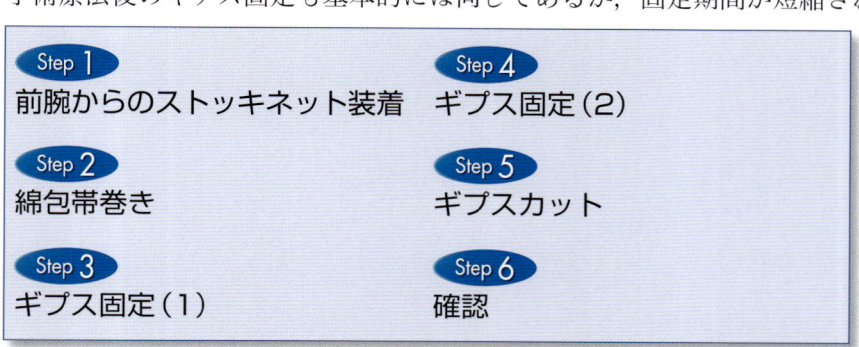

Step 1 前腕からのストッキネット装着	Step 4 ギプス固定(2)
Step 2 綿包帯巻き	Step 5 ギプスカット
Step 3 ギプス固定(1)	Step 6 確認

Step 1　前腕からのストッキネット装着

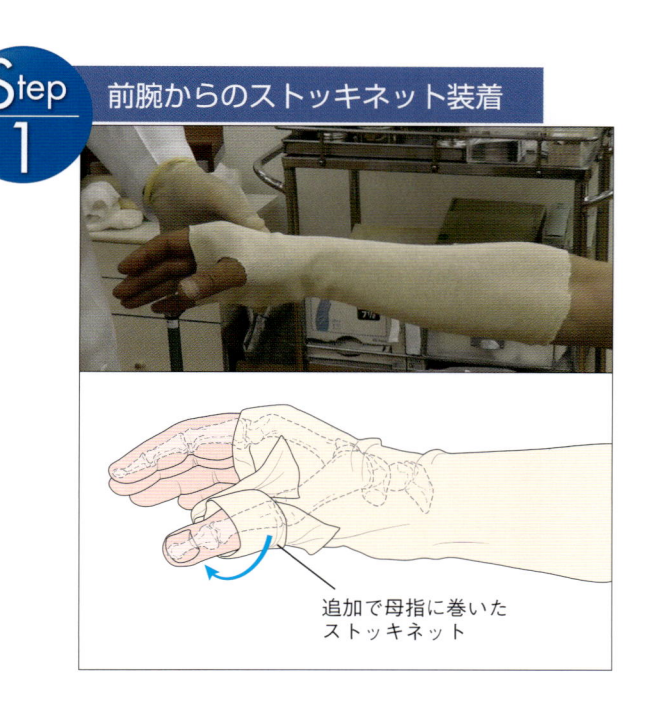

　前腕からMP関節の先までストッキネットをかぶせる。母指は露出する。

　母指のIP関節を超えてストッキネットの布で包む(矢印)。

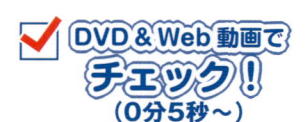

DVD & Web 動画でチェック！(0分5秒〜)

追加で母指に巻いたストッキネット

Step 2　綿包帯巻き

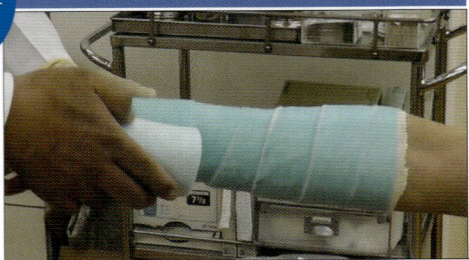

綿包帯を，ストッキネットを覆うように巻く。まず前腕から手まで最低でも2重にする。
母指も同様に綿包帯でくるむ。

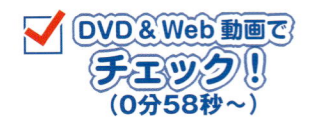

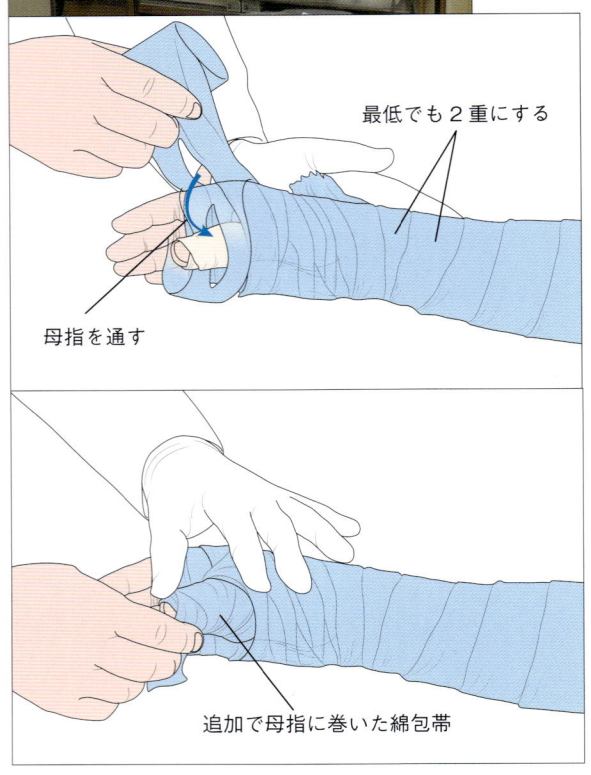

☑ **DVD & Web 動画でチェック！**
（0分58秒〜）

最低でも2重にする

母指を通す

追加で母指に巻いた綿包帯

Step 3　ギプス固定（1）

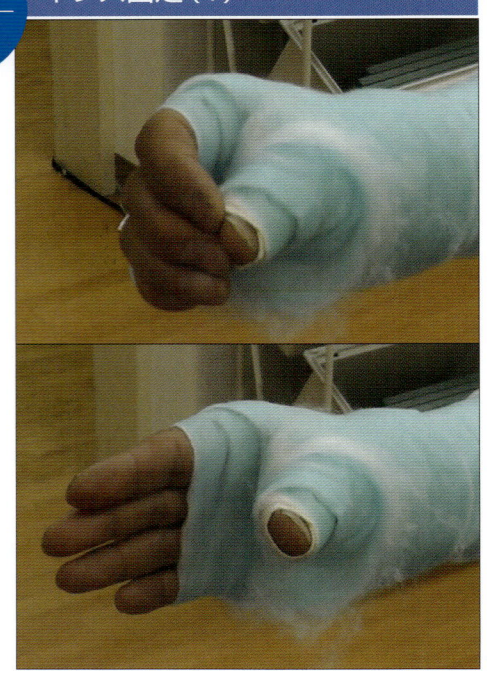

前腕に7.5cm幅のキャストライト，母指には5cm幅のキャストライトを用いる。患者自身が手を使いやすい肢位に固定するので，つまみや握り動作をしやすいポジションを患者自身に決めてもらう。

Step 4　ギプス固定（2）

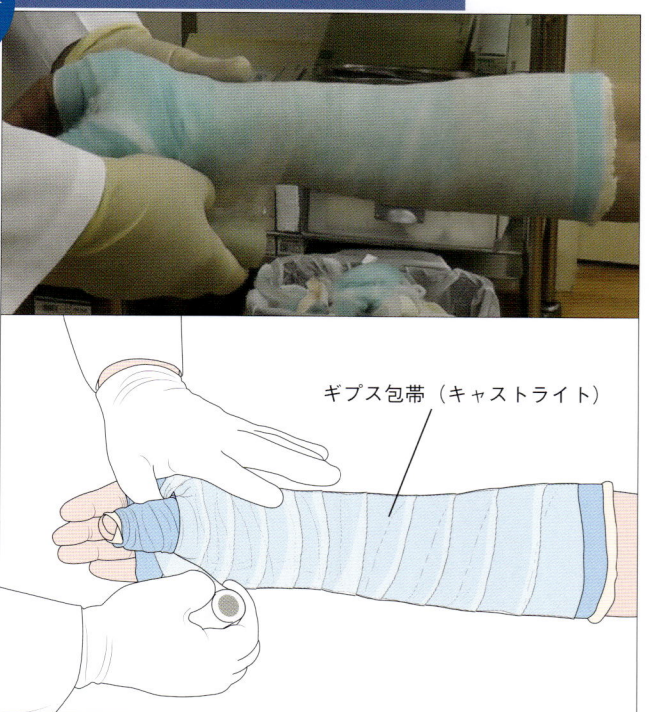

7.5cm幅のキャストライトで前腕ギプスを巻く。次に母指のIP関節部まで固定する。

ギプスが固まる前に再度つまみ動作に支障のないことを確認し，手掌部に術者の母指をあてがって手の横アーチを形成する。

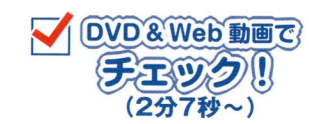

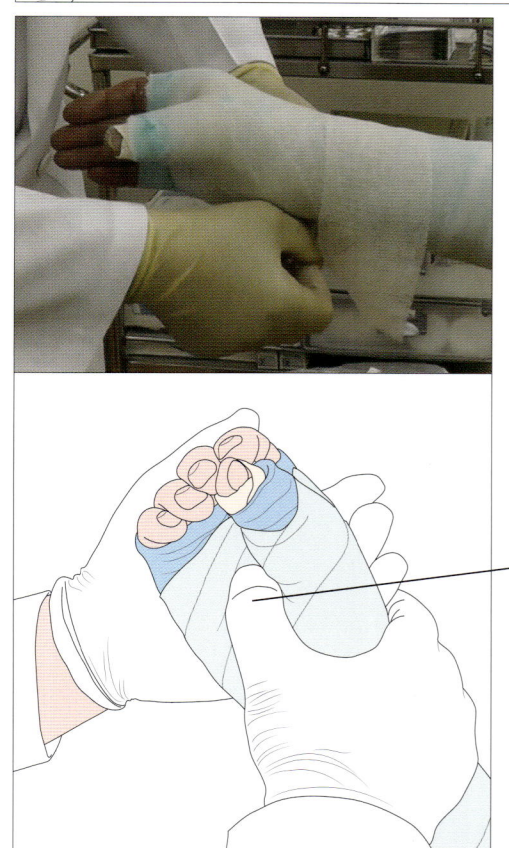

☑ **DVD＆Web動画でチェック！**（2分7秒〜）

ギプス包帯（キャストライト）

術者の母指で手掌部に横アーチを形成

骨折に対するギプス固定／舟状骨骨折

Step 5 ギプスカット

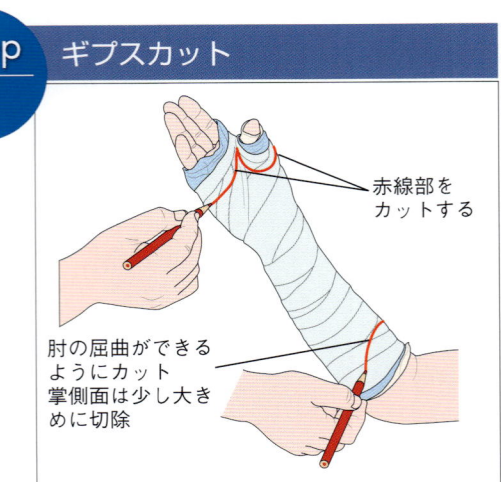

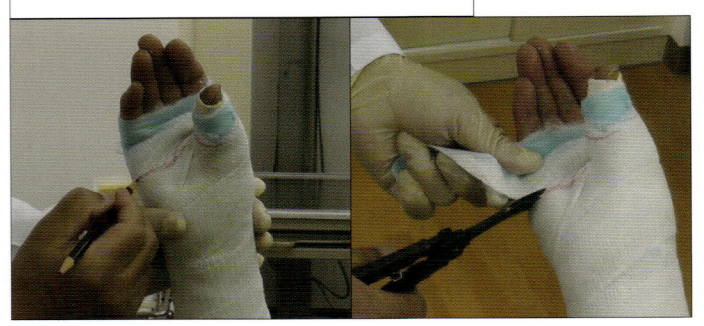

ギプスが硬化したら，切除する部分を赤鉛筆で描く。肘の屈曲が十分にできるようにカットする。

母指はIP関節の屈曲の妨げにならないように掌側面は少し大きめに切除する。

指はMP関節の屈曲の妨げにならないように近位手掌皮線まで切除する。

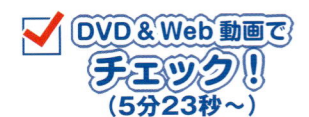

赤線部をカットする
肘の屈曲ができるようにカット 掌側面は少し大きめに切除

☑ DVD＆Web動画でチェック！（5分23秒〜）

Step 6 確認

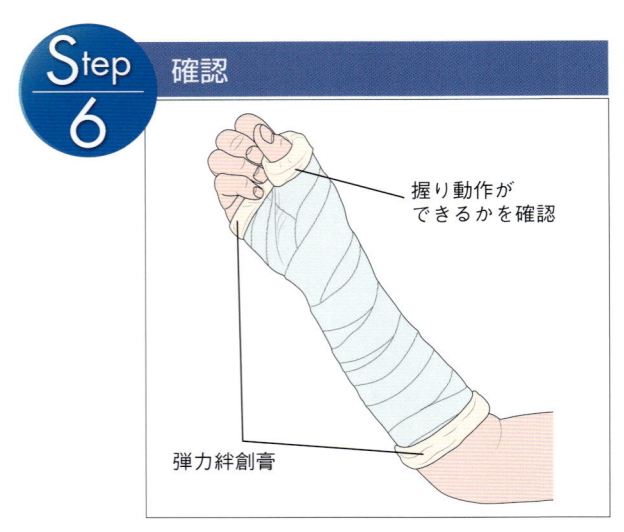

母指のIP関節が屈曲できるか，握り動作ができるかを確認し，ストッキネットの端を弾力絆創膏にて固定する。

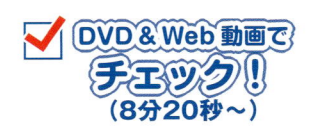

握り動作ができるかを確認
弾力絆創膏

☑ DVD＆Web動画でチェック！（8分20秒〜）

文 献

1. Herbert TJ et al. Management of the fractured scaphoid using a new bone screw. J Bone Joint Surg. 66-B:114-123,1984.
2. Fisk GR. Carpal instability and the fractured scaphoid. Am R Coll Surg Engl. 46:63-76,1970.
3. Weber ER. Biomechanical implications of scaphoid waist fractures. Clin Orthop. 149:83-89,1980.
4. Verdan C et al. Fractures and pseudarthrosis of the scaphoid. Surg Clin North Am. 48-A:1083-1095,1968.
5. 池上博泰. 舟状骨骨折. アトラス四肢骨折治療, 基本手技マニュアル. 糸満盛憲・戸山芳昭編. 東京：全日本出版会；2003. p.169-176.
6. 藤　哲. 舟状骨骨折，新鮮例. 整形外科MOOK，手・手関節の骨折・脱臼. 三浦隆行編. 東京：金原出版；1992.64:55-70.
7. 中村蓼吾. 手関節外傷の治療. 日整会誌，63:666-679,1990.
8. 石黒　隆. 手の外傷，舟状骨骨折. 整形外科プライマリケアハンドブック改訂第2版. 東京：南江堂；2004, p.151-164.
9. 井上五郎. 舟状骨骨折. プラクティカルマニュアル，手疾患保存療法. 渡辺好博編. 東京：金原出版；1997.p.178-184.

各論

骨折に対するギプス固定
基節骨骨折 DVD 10

石黒　隆
いしぐろ整形外科院長

骨折整復の基本手技

　手における骨折が他の部位と異なる点は，骨の周囲を腱によって覆われているため，骨折部での腱との癒着を生じ易いことである。指骨骨折の場合，骨癒合を得るには早くても4～5週を要するが，骨折部における腱との癒着は3～4週で完成してしまう。癒着を防止するためには，できるだけ早い時期から，可動域訓練を開始しなければならない。伸筋腱が面をもって滑走しているPIP関節周辺や基節骨では特にその注意が必要で，早期から関節可動域訓練を開始したものほど成績がよい。

　指基節骨骨折の重篤な合併症として，
①MP関節の側副靱帯の短縮による伸展位拘縮，
②骨折部での腱との癒着による可動制限，
③回旋変形，
④偽関節，

などがある。基節骨骨折に対してMP関節屈曲位で整復を保持しながら，積極的な指の屈伸運動を行うことの有用性を初めて報告したのはBurkhalterらである。彼らは前腕筋の影響を少なくするため，前腕ギプスを用いているが，著者は前腕筋による影響は少ないとの考えから，MP関節のみを屈曲位に保持するナックルキャストを行っている。

　指基節骨骨折の典型的な転位パターンは背屈転位である（図1）。整復は末梢に牽引しながら屈曲することで容易に整復される。MP関節を70°以上の屈曲位に保持することで整復位が保持される。そのため，MP関節屈曲位での早期運動療法は整復位の保持のみならず，早期からの可動域や骨癒合の獲得に優れた方法といえる。

適応と注意点

原則として腱損傷のない皮下骨折を適応とする。

●頚部骨折

　小児では整復後にある程度の転位を残していても，他動的に指の最大屈曲が可能で回旋変形がなければ本法の適応としている。軽度の遺残転位はリモデリングによって自家矯正され，機能的な障害を残すことはない。逆に，経皮的ピンニングや観血的治療を行った場合には十分な可動域訓練を行えず拘縮を残す危険性がある。

図1　指の基節骨骨折
掌側凸の典型的な転位パターンを呈する。
a：小児の頚部骨折
b：骨幹部骨折
c：小児の基部骨折

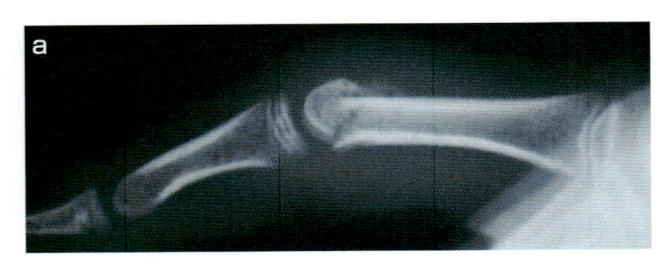

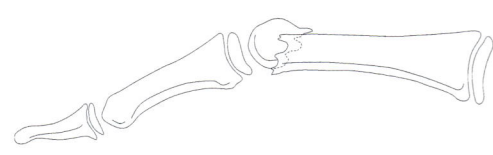

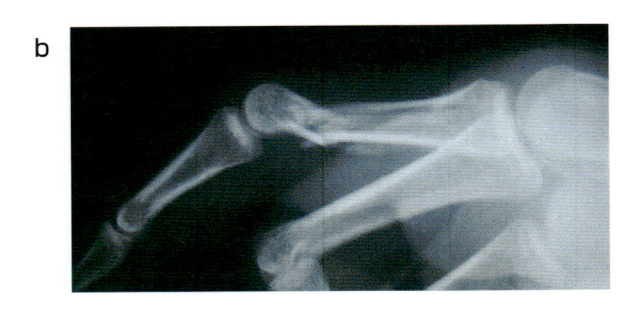

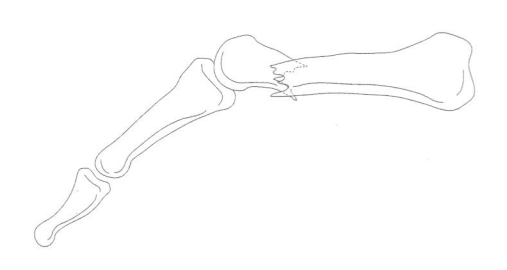

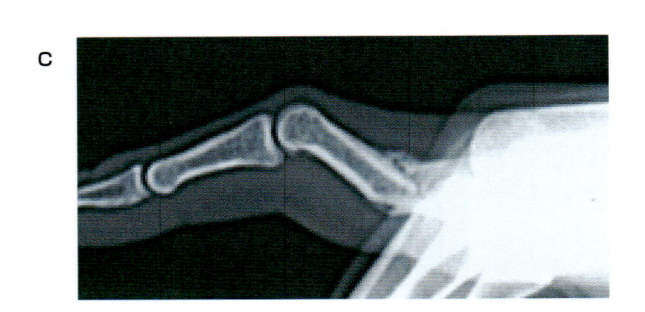

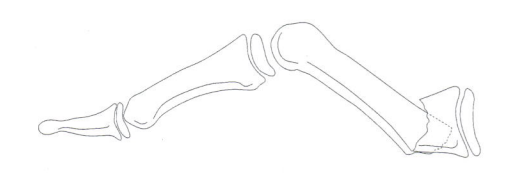

●骨幹部骨折

　粉砕骨折であっても，腱自体に損傷がなければ本法の適応としている。積極的に指の屈伸運動を行うことで，隣接指によって矯正され整復位が得られる。回旋変形を残すことはなく，骨癒合は良好である。

●基部骨折

　小児では骨端線損傷によるものが多い。本法の最もよい適応で，ほとんどの症例がキャスト除去時点で既に正常な可動域が得られている。まれではあるが高齢者の基部骨折で背側に骨欠損を伴っている場合には，MP関節の屈曲角度が制限されることもある。

ギプステクニック

MP関節屈曲位での早期運動療法（ナックルキャスト）について述べる。

Step 1	Step 3	Step 5
整復	手部・指背側部のギプス巻き	ギプスカット
Step 2	Step 4	
ストッキネット装着および綿包帯巻き	整復位の保持	

Step 1 整復

a

他動的にMP関節を屈曲位に保持するため，採血台を利用している。

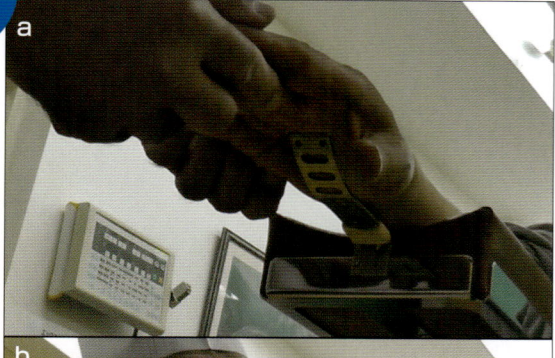

まず，骨折を整復し，他動的に指を最大屈曲させて回旋変形のないことを確認する。

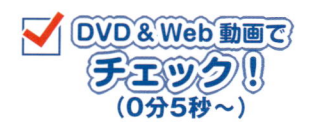

✓ DVD & Web 動画で チェック！（0分5秒〜）

b

採血台を利用してMP関節を他動的に屈曲位に保持する。

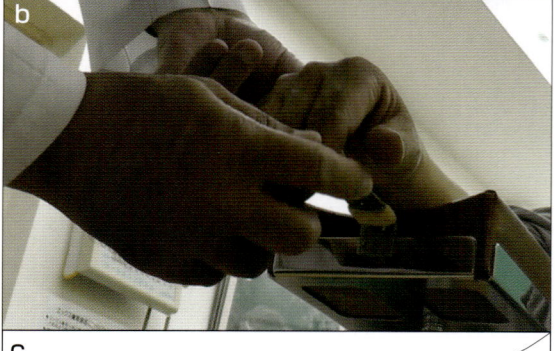

c

一度背側に過伸展してから末梢に牽引し屈曲する（矢印）。

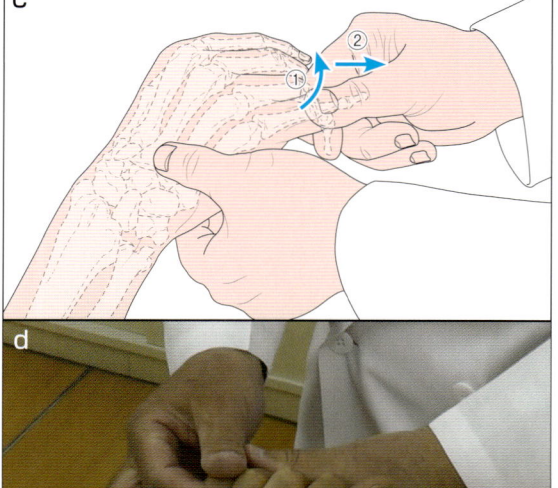

d

整復後，MP関節を他動的に屈曲位に保持して，爪の並び状態をチェックし，回旋変形のないことを確認する。

骨折に対するギプス固定／基節骨骨折

Step 2 ストッキネット装着および綿包帯巻き

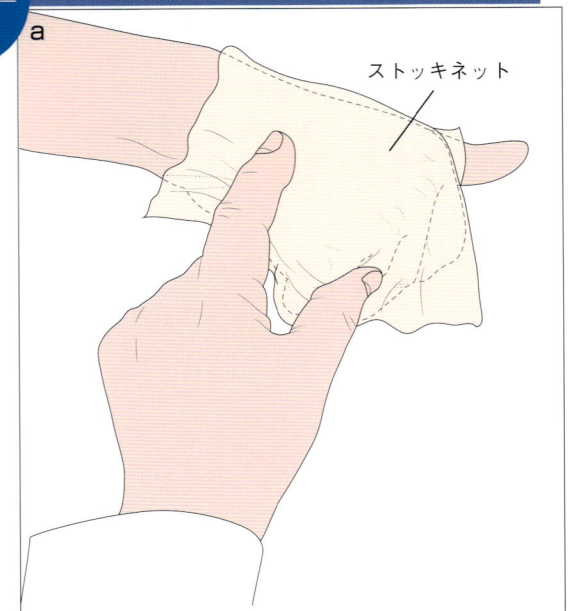

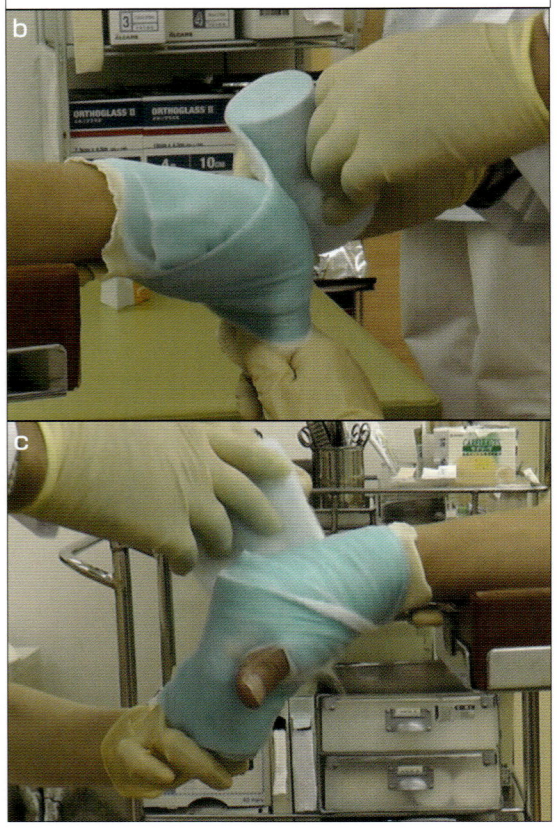

a

ストッキネット

b

c

　ストッキネット，綿包帯を当てがい，intrinsic plus position（MP関節を屈曲，PIP・DIP関節は伸展位）を保持する。

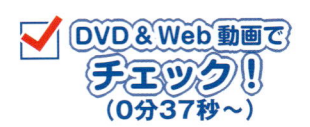

☑ DVD & Web 動画で **チェック！**（0分37秒〜）

Step 3　手部・指背側部のギプス巻き

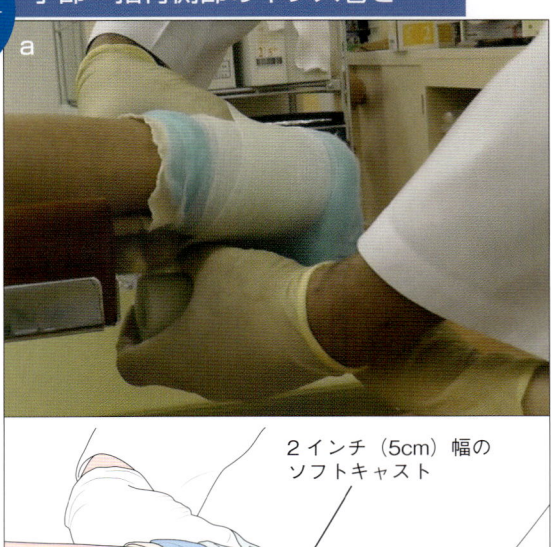

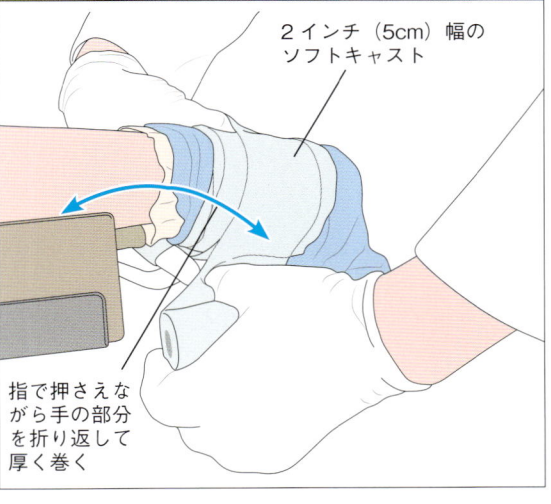

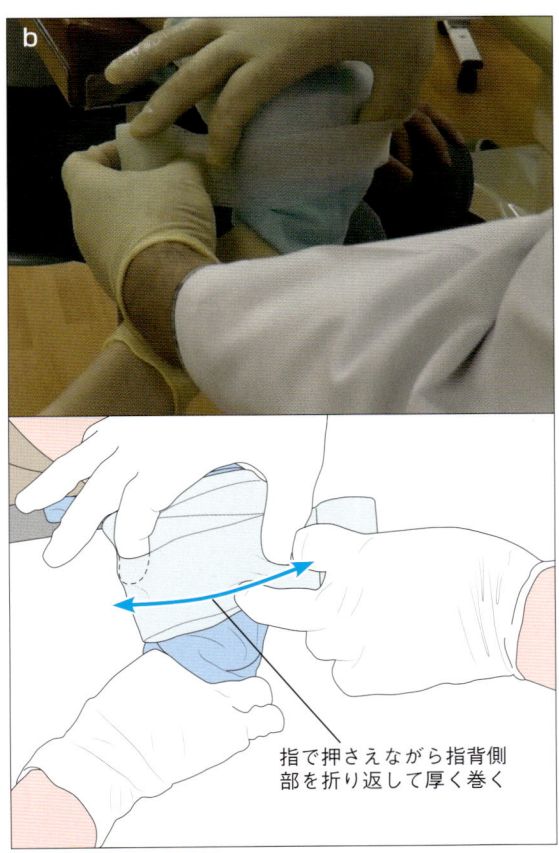

固定には採型のやりやすい2インチ（5cm）幅のソフトキャストを用いる。子供や成人女性ではソフトキャスト1巻きで足りるが，成人男性では1巻半を必要とすることもある。

手の部分と指の背側部分はソフトキャストを折り返して厚く巻き，逆に指の掌側はできるだけ薄くする。

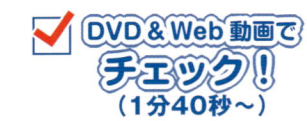

☑ DVD&Web動画でチェック！（1分40秒〜）

a

2インチ（5cm）幅のソフトキャスト

指で押さえながら手の部分を折り返して厚く巻く

b

指で押さえながら指背側部を折り返して厚く巻く

Step 4 整復位の保持

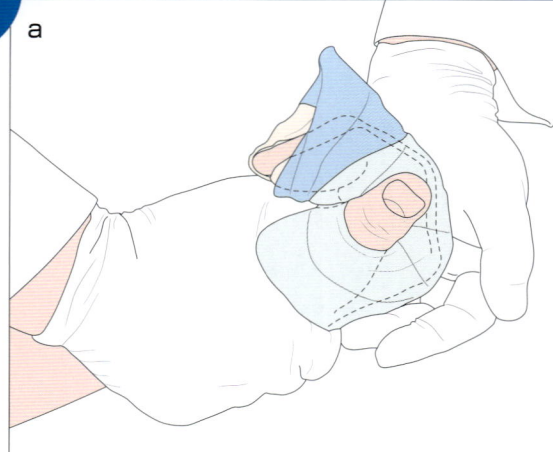

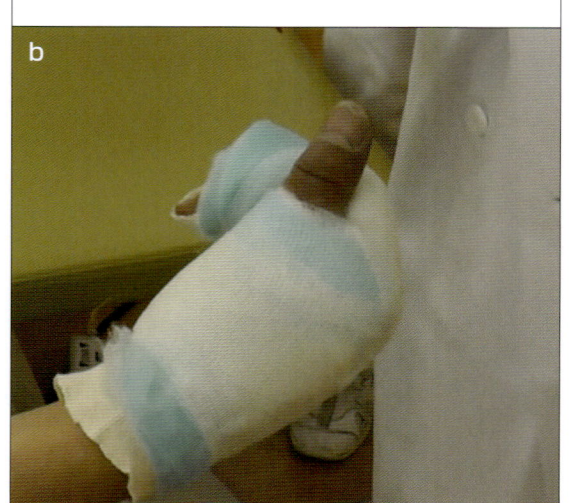

a

b

　術者は片手の母指を手のひらに当てがい，もう一方の手のひらで指を押さえつけ，患者自身にも指をしっかり握らせる。MP関節が70〜90°の屈曲位をとっていれば，整復の保持には十分である。

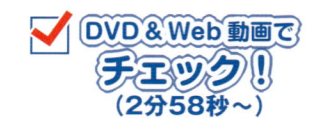

✓ DVD & Web 動画で **チェック！**（2分58秒〜）

Step 5 ギプスカット

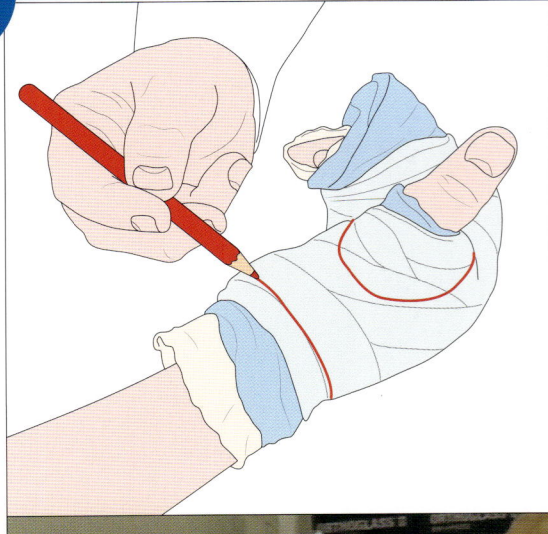

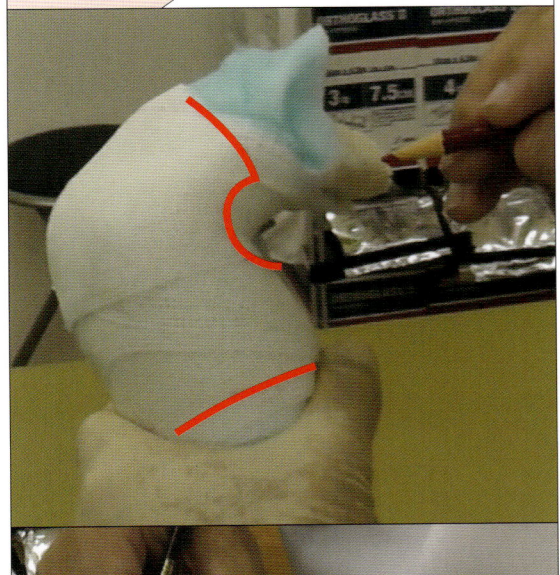

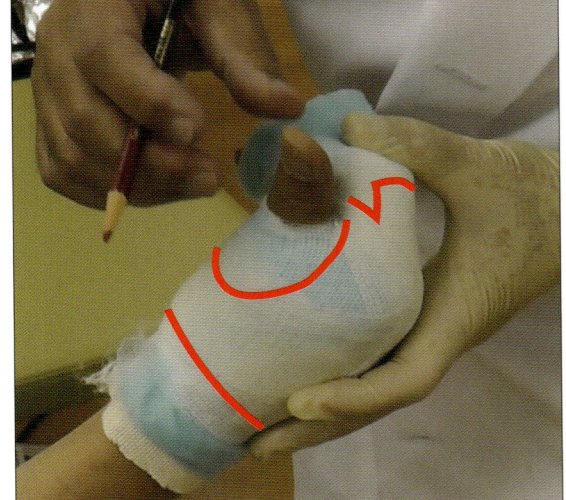

手関節と母指の周囲そして指の掌側部分の余分なキャストを切除し、指の最大屈曲が可能で回旋変形のないことを確認する。

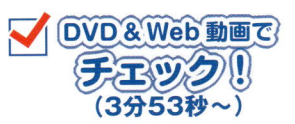

DVD & Web 動画でチェック！（3分53秒〜）

母指と手関節の動きを妨げないようにする。

指の背側はPIP関節レベルで切除し、示指の側面は1/2を残して切除する。

第一指間部のギプスは固定性を保持するために重要な部分である。しっかり残す。

骨折に対するギプス固定／基節骨骨折

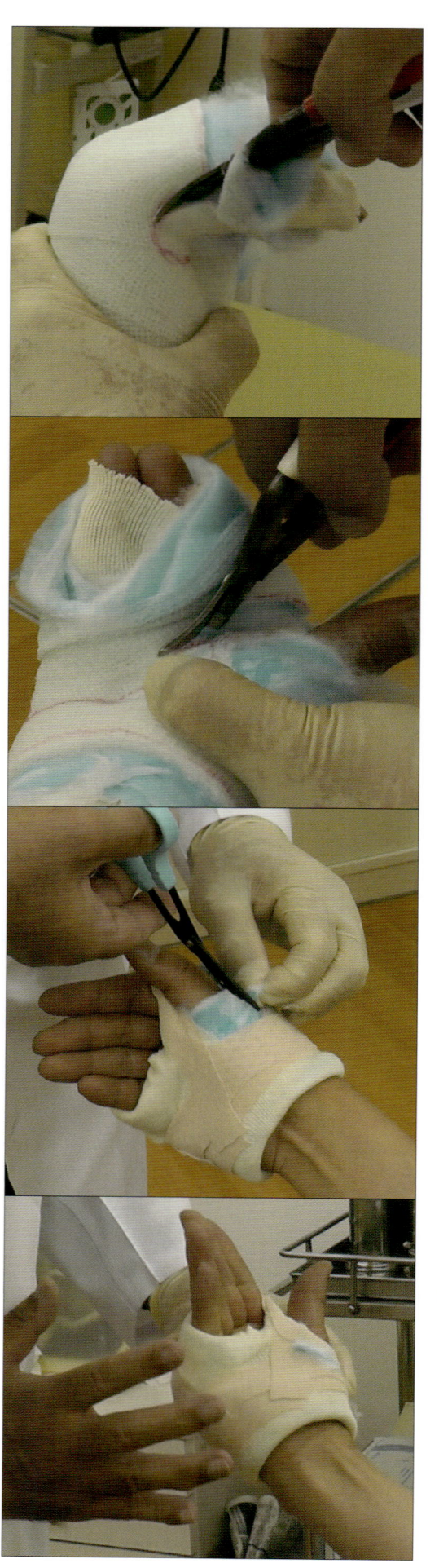

小指の側面1/2を残して切除し，指の最大屈曲が可能にするため近位手掌皮線までギプスを切除する。

母指の動きを制限しないように綿包帯を切離する。

ストッキネットを折り返して弾力絆創膏にて固定し，指の最大屈曲が可能で指の回旋変形のないことを確認する。

後療法

　後療法として，積極的な指の屈伸運動と手の挙上訓練（10秒間の挙上を1日50回以上）を必ず行わせる．原則として4～5週後にキャストを除去する（図2）。

図2　固定に使用したナックルキャスト
MP関節が屈曲位に保持されていることに注目して欲しい．

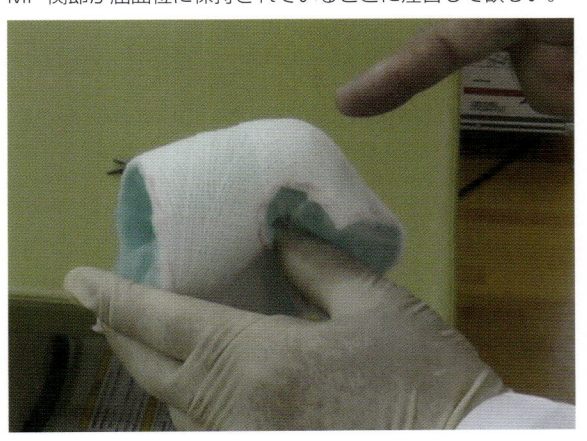

文　献

1. 石黒　隆，橋爪信晴，井上研次ほか．指基節骨および中手骨骨折に対する保存的治療─MP関節屈曲位での早期運動療法．日手会誌 1991; 8: 704-8.
2. 石黒　隆，橋爪信晴，井上博之ほか．指基節骨頚部骨折に対する保存的治療─MP関節屈曲位での早期運動療法．日手会誌 1994; 11: 156-9.
3. 石黒　隆．外傷に対するプライマリケア（手の外傷）．整形外科プライマリケアハンドブック改訂第2版．東京：南江堂．2000. 144-97.
4. 石黒　隆．指節骨骨折に対する治療．別冊整形外科 2007; 51: 121-7.
5. 石黒　隆．指節骨・中手骨骨折の後療法．MB Orthop 2008; 21(11): 159-64.
6. Burkhalter WE, Reyes FA. Closed treatment of fractures of the hand. Bull Hosp Joint Dis Orthop Inst 1984; 44: 145-62.
7. Reyes FA et al. Conservative Management of Difficult Phalangeal Fractures. Clin Orthop 1987; 214: 23-30.
8. Jahss SA. Fractures of the Metacarpals; A New Method of Reduction and Immobilization. J Bone Joint Surg 1938; 20: 178-86.
9. 有野浩司，根本孝一，川口雅久ほか．MP関節屈曲位固定の早期運動療法（石黒法）を術後に応用した中手骨・基節骨骨折の治療経験．骨折 1999; 21: 576-8.
10. 池上博泰，高山真一郎，仲尾保志ほか．手指基節骨骨折に対する保存療法の適応と限界．骨折

各論
骨折に対するギプス固定
小児大腿骨骨幹部骨折に対するhip spica

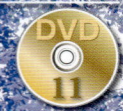

渡邉英明　自治医科大学とちぎ子ども医療センター小児整形外科講師
萩原佳代　自治医科大学とちぎ子ども医療センター小児整形外科学
吉川一郎　自治医科大学とちぎ子ども医療センター小児整形外科学学内教授

骨折整復の基本手技

　当院では，小児大腿骨骨幹部骨折の治療を概ね年齢で分けており，新生児期（生後1カ月未満）にはsplint immobolizationまたはhip spica cast，乳児期（生後1カ月以上～1歳未満）にはhip spica cast，幼児期（1歳以上～5歳未満）には90/90°hip-knee positonで持続牽引後にhip spica cast，学童期（6歳以上～12歳未満）には外傷の程度により90°-90°hip-knee positonで持続牽引後hip spica cast，Ender釘などのFlexible intramedullary nailまたはExternal fixation，思春期（12歳以上～15歳未満）では外傷の程度により，Trochanteric-entry intramedullary nail，Flexible intramedullary nail，Submuscular plateまたはExternal fixationとしている[1]。

　骨幹部中央部の骨折では，近位骨が屈曲・外旋しているため，徒手整復は股関節屈曲約30°，膝関節屈曲約30°で軽く牽引し，その後に外旋させ，屈曲・外旋している近位骨に遠位骨片を合わせるようにしている（図1）。過成長があるために大腿骨が1～2cm短縮しても固定しても構わない。

図1　骨幹部中央骨折での転位
骨幹部中央部の骨折では，近位骨片が屈曲・外旋している。

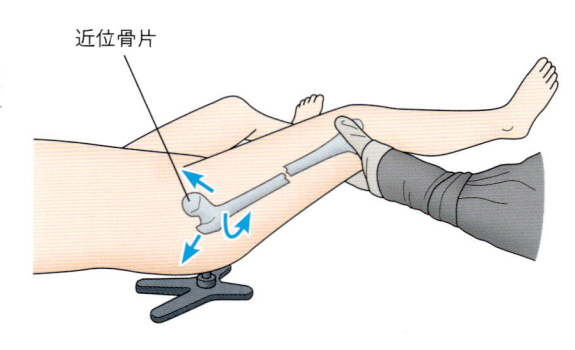

ギプステクニック

Step 1 ポジショニング
Step 2 チューブ包帯装着
Step 3 下巻き包帯巻き
Step 4 股関節部の下巻き包帯
Step 5 パッド設置
Step 6 ギプス包帯巻き

Step 1 ポジショニング

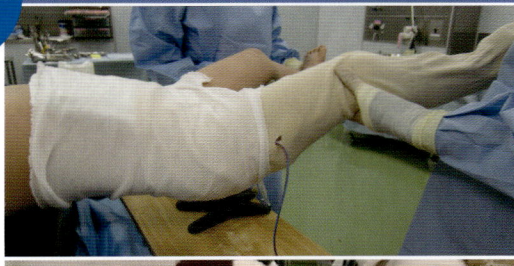

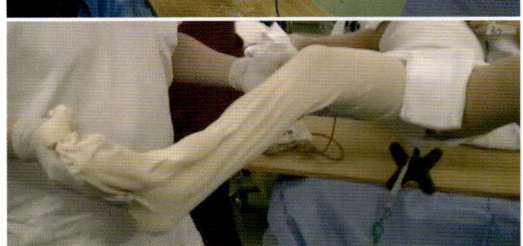

著者らの固定は，患側のみ（新生児や乳児期では健側下肢半分も固定する one-and-one-half spica にするときもある）とし，その肢位は近位骨片が屈曲外旋位に転位するために，遠位骨片をそれに合わせるとすると股関節屈曲約30°，外旋約30°，膝関節屈曲約30°，足関節中間位となる。固定範囲は，体幹頭側では腹部剣状突起から下肢尾側は足指まで固定を行っている。

90°－90°hip-knee positon で hip spica cast を巻くほうが牽引で整復を得られやすく固定しやすいという意見[1)2)]もあるが，Volkmann contracture と Compartment syndrome を生じるという報告[3)]があることから，上記の肢位で固定している。

Step 2+1 チューブ包帯装着

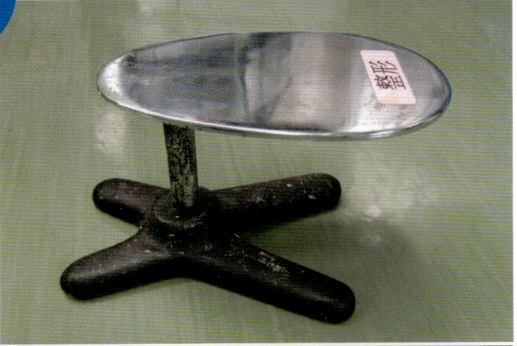

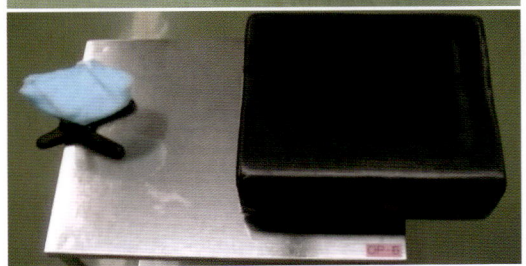

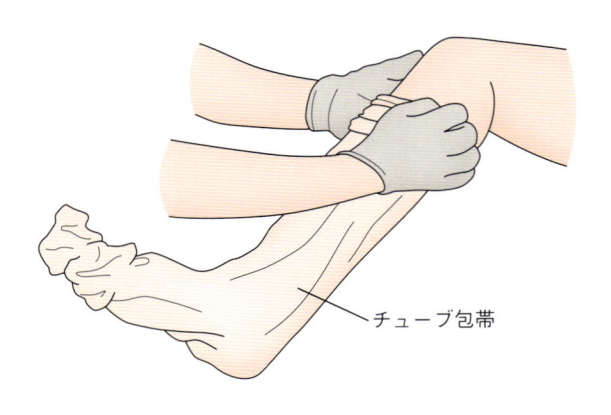

著者らは股関節用の cast table を使用して巻いている。

DVD & Web 動画でチェック！（0分5秒〜）

最初に体幹に20cm幅（8号）のチューブ包帯を，下肢に7.5（3号）または10cm幅（4号）のチューブ包帯を固定する長さより少し長めに切り，体幹と患側に被せる。

+1 Step

胃のスペースを作るために正中やや左の胃の上あたりに，フェイスタオルをチューブ包帯の下に置く。

胃の上に置いたフェイスタオル

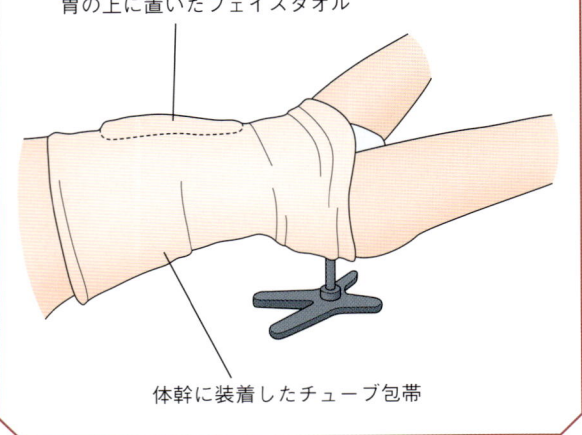

体幹に装着したチューブ包帯

チューブ包帯

各論　骨折に対するギプス固定／小児大腿骨骨幹部骨折に対する hip spica

Step 3+1 下巻き包帯巻き

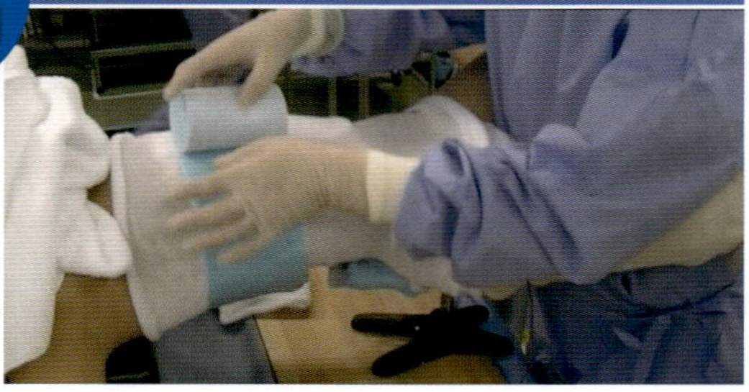

7.5cm幅（3号）の吸湿性下巻き包帯（小さい児では下肢を5cm幅（2号）の下巻包帯）を，体幹頭側から患肢から離れる方向（右が患肢ならば左に向かって巻く）に巻き始め，1/3ずつ重ねるように（3層巻になる）尾側に向かって巻く。

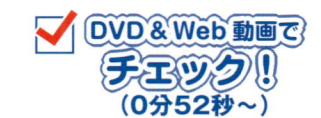

✓ DVD＆Web動画でチェック！（0分52秒〜）

+1 Step

小児では転がすように巻くと必ず下巻き包帯が緩む。これが緩むとその後のギプス包帯も必ず緩む。下巻き包帯の線維が軽く突っ張る程度で巻くと緩みが少なくなり，その後のギプス包帯も緩みがなく固定性が得られる。

Step 4+1 股関節部の下巻き包帯

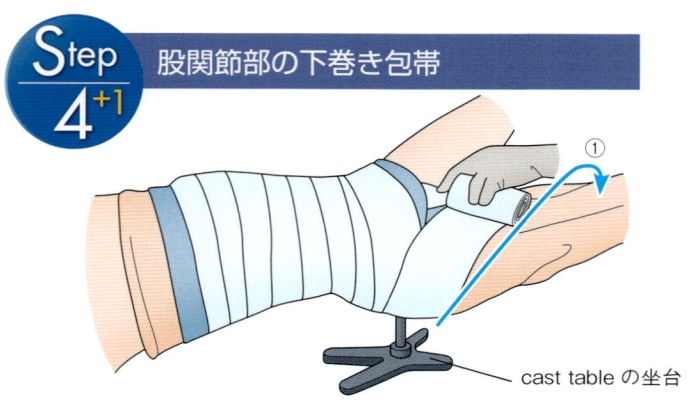

体幹部を巻き股関節部まで巻いたら，体幹部から大腿部に向けて股関節前方でクロスするように1回巻き，今度は後方で体幹部から大腿部にかけて1回巻いて後方でもクロスに巻く。このとき普通にクロスで巻くとcast tableの坐台があるために患側の坐骨内側部を下巻き包帯で覆えなくなる。

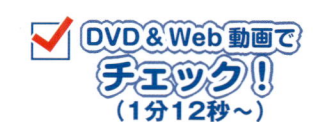

✓ DVD＆Web動画でチェック！（1分12秒〜）

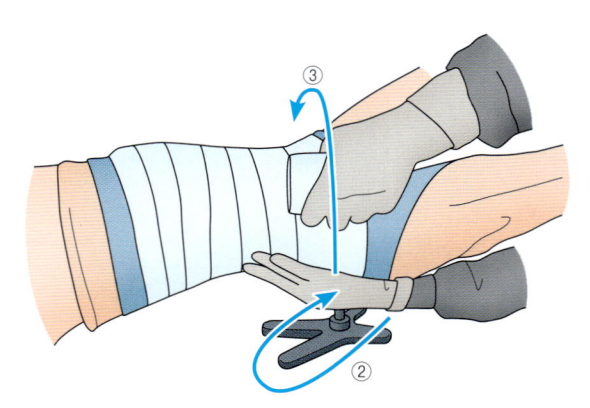

cast tableの坐台

①前方から股関節をクロスするように巻く

②後方から患側坐骨部に達したら包帯を押さえながら折り返す
③折り返した包帯を前方に巻いてゆく

+1 Step

大腿部後方から体幹に戻るときに体幹に対して平行になるように巻き上げ，次に体幹で直角に向きを変えるとこの部位を覆うことができる（著者らは後方のクロス先に2回巻き，その後前方のクロスを1回巻くという手順で行っている）。

☑ **DVD & Web 動画でチェック！**
（1分48秒〜）

④再度股関節をクロスするように巻く

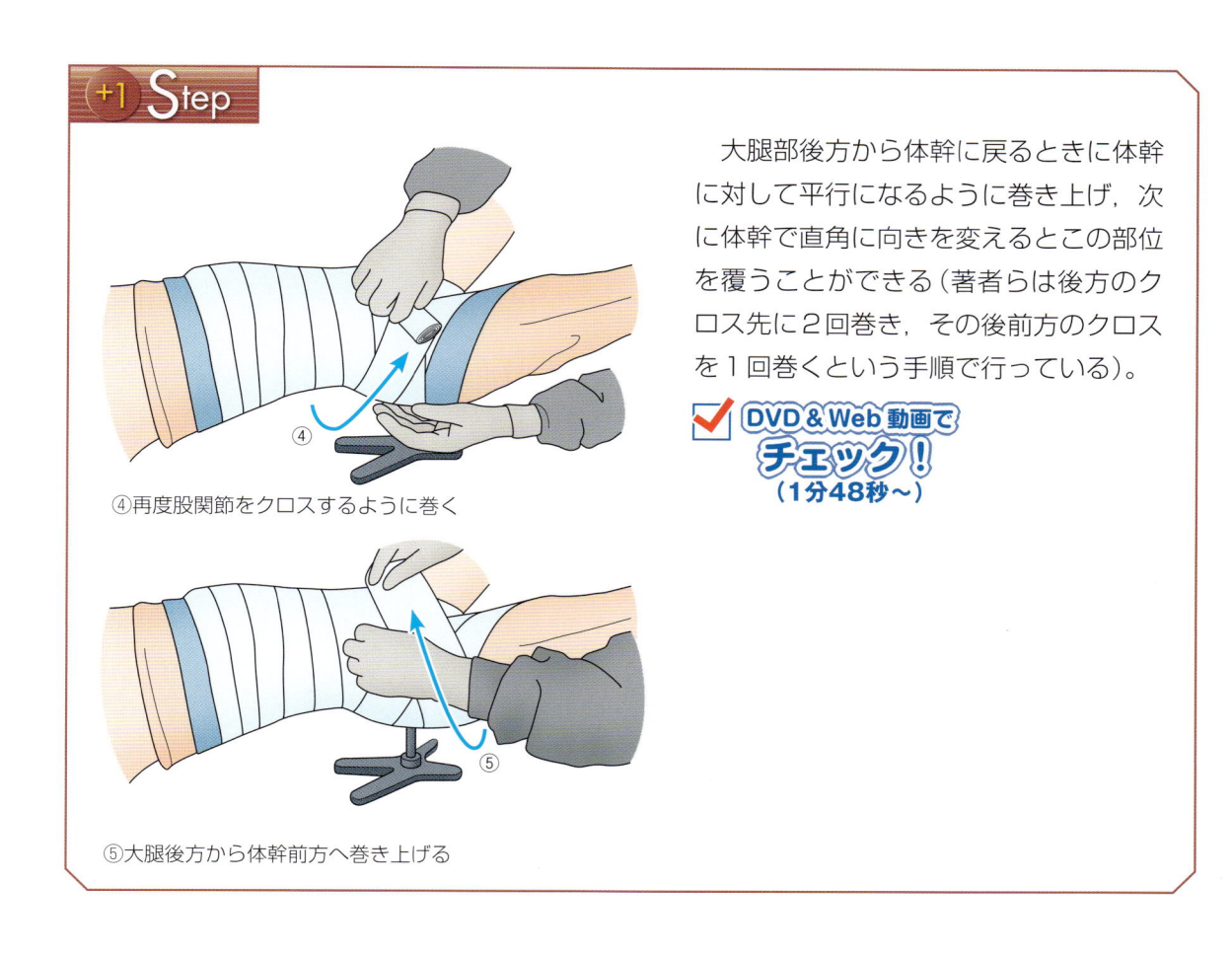

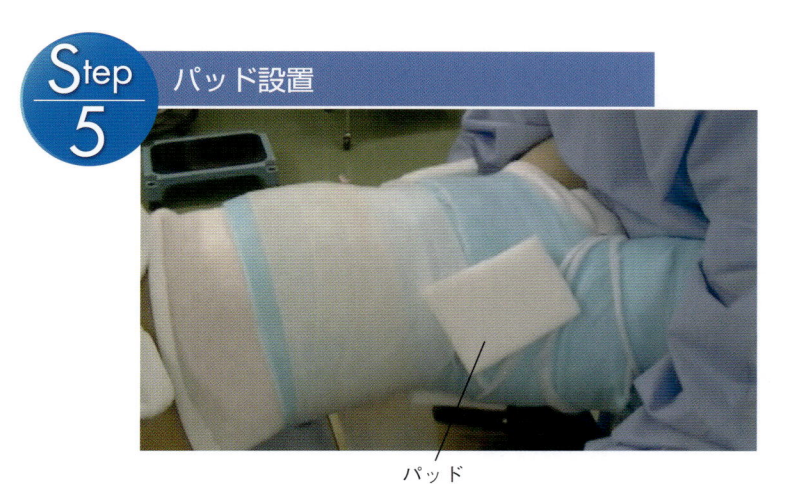

⑤大腿後方から体幹前方へ巻き上げる

Step 5　パッド設置

下巻き包帯が巻き終わったら，両側肋骨下部，仙骨部，膝蓋骨上，腓骨頭部，足関節内外果，踵骨部などの骨突出部をパッドで覆う。

パッド

骨折に対するギプス固定／小児大腿骨骨幹部骨折に対するhip spica

Step 6+1　ギプス包帯巻き

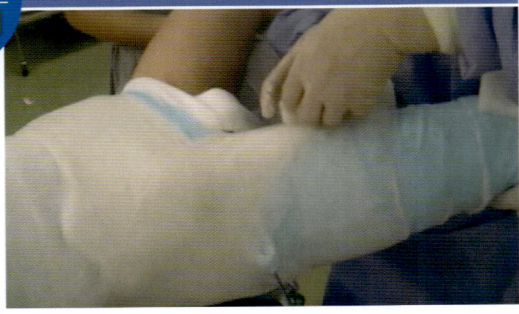

下巻き包帯と同じようにギプス包帯を今度は転がすように巻いてゆく。巻いている途中または巻き終わった後に，再び遠位骨片を近位骨に合わせるように整復を試みる。

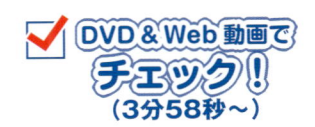

☑ **DVD & Web 動画でチェック！**
（3分58秒〜）

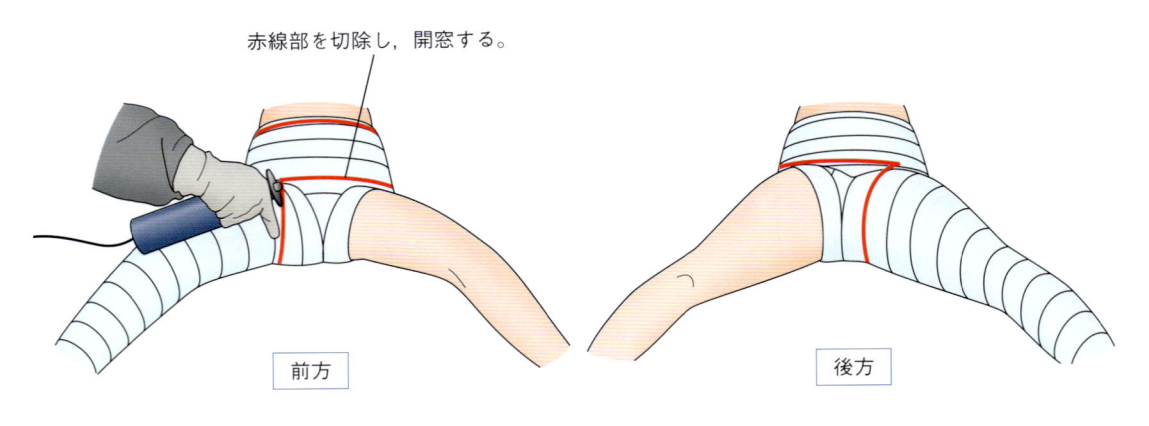

赤線部を切除し，開窓する。

前方　　　後方

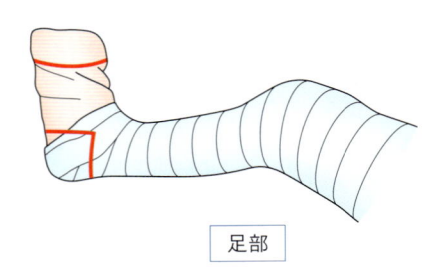

足部

+1 Step

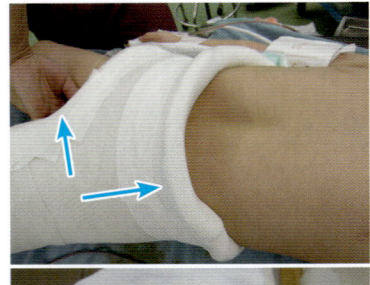

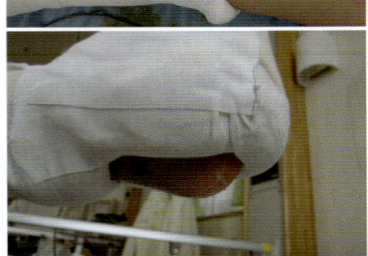

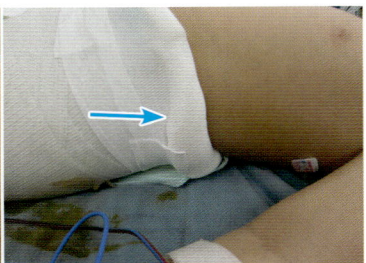

体幹のギプスの頭側端，内側端が皮膚に当たると痛いために，パッドでギプスの端を覆い，その上からチューブ包帯で覆うようにしている（矢印）。また，踵部はパッドで覆ってもアキレス腱部を十分モールディングしてもギプス後に踵を痛がるため，開窓している。

後療法

　整復確認のために単純X線を撮影する．骨転位しやすい症例は最初の2週間は2〜3日おきに，その後は1週間おきに単純X線で確認している．手術後のギプス固定も原則同様にしている．

　固定後，ベット上では頭を挙げる，または下肢を挙げることをしないと体幹が伸展され，腹痛，吐き気，嘔吐などの症状（キャスト症候群または上腸間膜動脈症候群：上腸間膜動脈が伸展され，十二指腸が閉塞するため）[4〜7]を出すときもあるので注意が必要である．

文　献

1. Flynn JM, Skaggs DL. Femoral shaft fractures. In Beaty JH, Kasser JR (eds). Rockwood and Wilkin`s fractures in children. 7th ed. LIPPINCOTT WILLIAMS & WILKINS. Philadelphia.797-841, 2010.
2. Newton P, Rang M. Femoral shaft. In Wenger DR, Pring ME (eds). Rang`s children`s fractures. 3rd ed. LIPPINCOTT WILLIAMS & WILKINS. Philadelphia. 181-200, 2005.
3. Mubarak SJ, Frick S, Slink E, Rathjen K, Noonan KJ. Volkmann contracture and compartment syndromes after femur fractures in children treated with 90/90 spica casts. J Pediatr Orthop 26:567-72, 2006.
4. Shrma S, Azzopardi T. Reduction of abdominal pressure for prophylaxis of the mesenteric artery syndrome (cast syndrome) in a hip spica – a simple technique. Ann R Coll Surg Engl 88: 317, 2006.
5. Sprague J. Cast syndrome: the superior mesenteric artery syndrome. Orthop Nurs 17:12-15, 1998.
6. Chen S, Chen WS, Chuang JH. Superior mesenteric artery syndrome as a complication in hip spica application for immobilization: report of a case. J Formos Med Assoc 91: 731-37, 1992.
7. Dorph MH. The cast syndrome: Review of the literature and report of a case. N Engl J Med 243: 440-2, 1950.

各論

骨折に対するギプス固定
椎体骨折

佐藤公昭
久留米大学医学部整形外科学准教授

永田見生
久留米大学学長

志波直人
久留米大学医学部整形外科学教授

骨折整復の基本手技

　手術手技の向上や内固定材料の発達，装具療法の進歩・普及などに伴い，椎体骨折に対してギプスを用いた治療を行う機会は減少している．しかし，ギプス固定は疼痛の緩解，椎体変形の矯正および支持性の獲得が期待でき，骨折の保存療法や手術後の局所固定として簡便かつ有力な治療手段である．従って，ギプス固定の理論や手技について十分習熟し，取り扱う材料について理解を深めておく必要がある．

●椎体骨折整復の理論と分類

　椎体骨折に対するギプス固定は，発生頻度の高い胸腰椎移行部の骨折治療を中心に発展してきた．基本的な治療原則は1920年代後半〜1930年代にかけて確立されたものであるが，現在でも胸腰椎の圧迫骨折や破裂骨折などに対して十分な効果が得られる治療法である．ギプス固定の目的は，受傷部位の損傷拡大防止，局所の安静，整復位の保持，治癒促進などである．

　脊椎不安定性の評価は統一されていないが，Holdsworthら[1]は，脊柱支持機構として脊柱後方靱帯（棘上靱帯，棘間靱帯，黄色靱帯）を重視し，脊椎損傷を表1のように分類した．

　楔状骨折や破裂骨折あるいは伸展損傷では脊柱後方靱帯は温存されているので安定型損傷に分類できる．一方，脱臼および脱臼骨折あるいは剪断骨折は脊柱後方靱帯の損傷が高度なため不安定型損傷とした．不安定型損傷の場合は脊髄症状を伴うことが多く，構築学的な観点から脊椎損傷を安定性損傷と不安定損傷に大別したこの分類は，治療方針を決定するうえで参考になる．

表1　Holdsworthら[1]の脊椎損傷分類

・安定型損傷（stable injuries）
a. 楔状骨折（simple wedge fractures）
b. 破裂骨折（burst fractures）
c. 伸展損傷（extension injuries）
・不安定型損傷（unstable injuries）
a. 脱臼（dislocations）
b. 脱臼骨折（fracture dislocations）
c. 剪断骨折（shear fractures）

●3支柱理論

胸腰椎損傷の脊椎安定性に関して，Denis[2]の3支柱理論(three column theory)は広く受け入れられている考え方である。脊柱を前方支柱(anterior column)，中央支柱(middle column)，後方支柱(posterior column)に分け，3支柱のうち2つ以上の損傷は，不安定型損傷と判断する。前方支柱には前縦靱帯，椎体前方部，線維輪前方部が，中央支柱には後縦靱帯，椎体後方部，線維輪後方部が，後方支柱には椎弓，黄色靱帯，椎間関節，棘間靱帯，棘上靱帯が含まれ，脊椎損傷を表2のように分類した。

圧迫骨折は前方支柱の損傷，破裂骨折は前方支柱と中央支柱の損傷，シートベルト型損傷は主に中央支柱と後方支柱の損傷，脱臼骨折は3支柱すべての損傷である。圧迫骨折から脱臼骨折の順に不安定性は強くなる。

●損傷による適応

安定型損傷は保存療法の適応があり，不安定型損傷は手術療法が必要となる。従って，神経症状を伴わない胸腰椎の楔状圧迫骨折は，体幹ギプスによる保存療法のよい適応である。骨折部の圧潰が軽度であれば必ずしも整復を必要としないが，矯正できるものであれば可及的整復位にすることが望ましい。

重度の圧潰があるものに対しては整復操作を行う。椎体の圧縮率が50％を超える場合は不安定性が残存して疼痛や脊柱変形をきたすことが危惧されるので，立位

表2　Denis[2]の3支柱理論による脊椎損傷分類

・圧迫骨折(compression fractures) 前屈が原因の前方圧迫骨折と側屈が原因の側方圧迫骨折があり，各々以下のように細分される。
Type A：頭尾側の椎体終板が破壊された骨折。
Type B：前方の頭側椎体終板が破壊された骨折。
Type C：尾側椎体終板が破壊された骨折。
Type D：椎体終板が正常な骨折。
・破裂骨折(burst fractures)
Type A：頭尾側両椎体終板の骨折。軸方向外力によるもの。
Type B：頭側椎体終板の骨折。軸方向外力と屈曲外力によるもの。
Type C：尾側椎体終板の骨折。軸方向外力と屈曲外力によるもの。
Type D：回旋を伴う破裂骨折。軸方向外力と回旋力によるもの。
Type E：側屈を伴う破裂骨折。軸方向外力と側屈外力によるもの。
・シートベルト型損傷(seat-belt type injuries)
1. One-level injuries
①Chance骨折のような骨損傷
②靱帯断裂(棘上靱帯から椎間板中央部までの全靱帯断裂)
2. Two-level injuries
①骨傷を伴う中央支柱の損傷
②後方線維輪損傷を伴う中央支柱の損傷
・脱臼骨折(fracture dislocations)
Type A：屈曲・回旋(flexion rotation)
Type B：剪断(shear)
Type C：屈曲・伸延(flexion distraction)

伸展位あるいは腹臥位や仰臥位で整復操作を行った後にギプス固定を行う。

破裂骨折に対する体幹ギプスの適応は，神経症状を伴わず，脊柱管内骨片占拠率が軽度な場合である。占拠率が第11・12胸椎で35％以上，第1腰椎で45％以上，第2腰椎から尾側で55％以上の場合は神経障害発現の危険因子と報告されている[3]。従って，明確な基準はないものの占拠率が第12胸椎から頭側では30％以下，第1腰椎では40％以下，第2腰椎から尾側では50％以下の場合が，ギプス固定で治療可能な目安と考えられる[4]。

●術後整復位固定のためのギプス適応

初期治療として手術療法を選択した脊椎損傷に対しては，手術後に整復位の保持を目的として体幹ギプス固定の適応がある。ただし，脊髄損傷を合併している場合には褥創が発生する可能性が高いのでよい適応ではない。骨粗鬆症を伴う高齢者の椎体骨折では，過度の整復により椎体内に骨欠損領域が生じると，骨癒合の遅延あるいは偽関節の原因になるため，画像評価を行い過度な伸展位にならないように注意が必要である。

整復

●整復法の種類

整復法は，腹臥位反張位整復法と仰臥位反張位整復法に大別できる[5〜7]。

・Böhler法（図1a）

腹臥位反張位整復法の1つである。高さに25〜35cmの差がある2個の台を用意して，高いほうの台に頸部および上肢をのせ，低いほうの台に下肢をのせて脊椎を反張位とする。この状態で10〜20分経過すると，圧潰した損傷椎体は椎間板や靭帯の牽引によって徐々に整復される。整復された時点で，その姿勢のままギプスを巻く。

・仰臥位反張位整復法（図1b）

仰臥位で行う。損傷部の下方に毛布などを畳んで挿入し，反張位として整復をはかり，そのままの位置でベッド上に臥床させる。

・仰臥位吊り上げ法（図1c）

仰臥位で行う。ギプス台を用いて骨折部にさらしやストラップをかけて反張位をとらせる方法である。整復位は吊り上げる程度で調整する。整復された時点で，その姿勢のままギプスを巻くことができる。

●反張位での整復

ギプスは前方の中枢は胸骨部，末梢は恥骨までとし，後部は腰背部を強化して巻き，3点支持とする（図2）。反張位で整復する理由は，胸腰椎移行部損傷の頻度が高く，その大半が屈曲損傷であること，脊髄損傷を伴わない場合に大部分は前縦靭帯が損傷を免れているため，反張位をとると前縦靭帯が緊張して整復される。

しかし，後方部分の損傷がある場合，特に椎弓骨折がある場合は，脊髄損傷の危険性が大きいので注意が必要である。また，椎間関節嵌頓（facet interlocking）を伴う場合には反張位による整復は禁忌である。

図1　整復法
a：Böhler法
b：仰臥位反張位整復法
c：仰臥位吊り上げ法

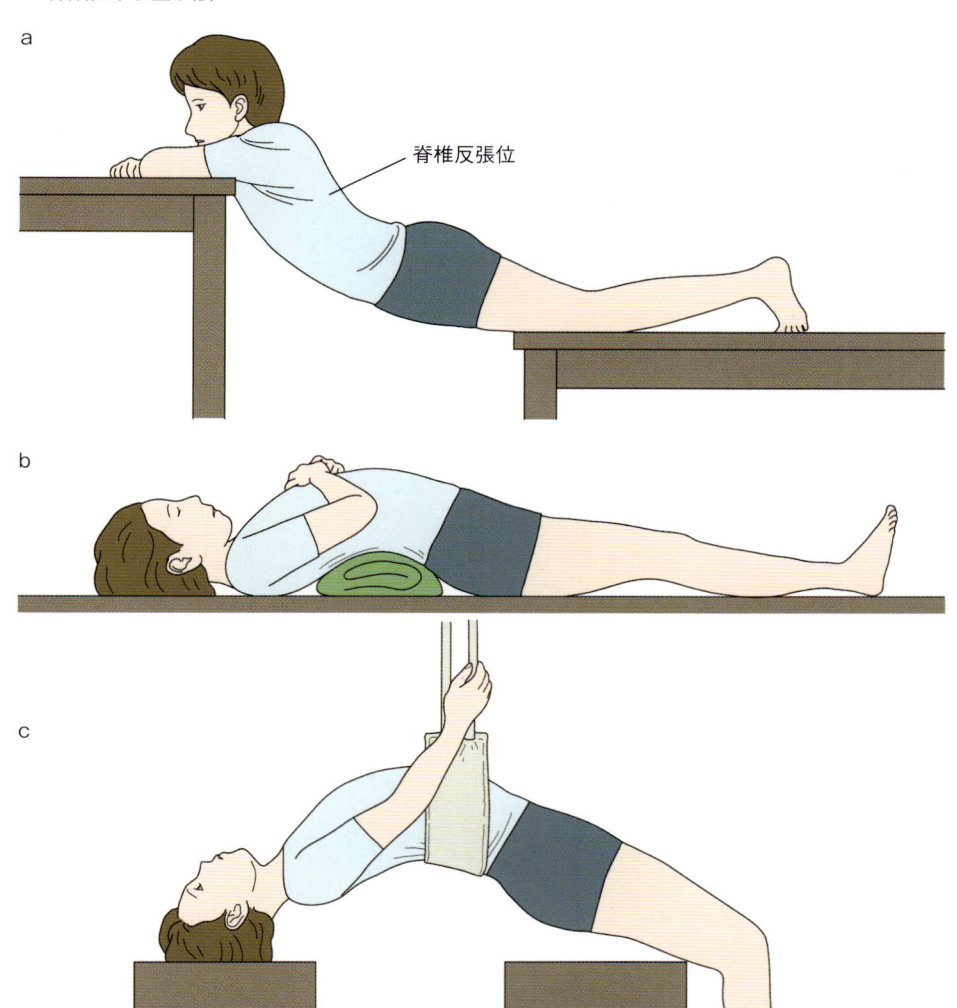

脊椎反張位

図2　3点支持
ギプス固定は3点支持とする。
a：胸骨部
b：恥骨結合
c：骨折部

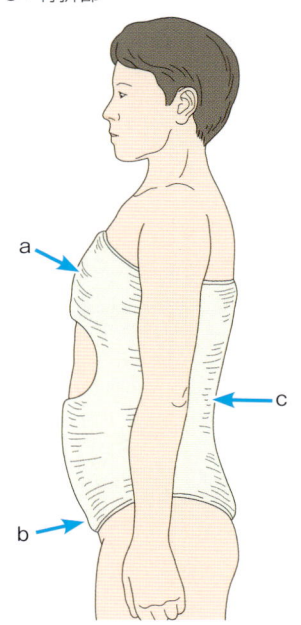

●固定期間

　固定期間に関して，以前は3〜5カ月を要するとされていたが，現在では通常8〜12週間が目安と考えられる。骨折部の安定性や骨粗鬆症の程度に応じて4〜8週間程度のギプス固定後はコルセットに変更してもよい。整復・固定を行うことにより解剖学的形態の維持が期待できるとともに，固定直後から後療法として運動療法を行うことで機能的な予後も向上する。

●運動療法

　運動療法の基本はBöhler体操に代表される腰背筋・腹筋の等尺性筋収縮運動である。Böhler体操は，体幹ギプス固定中に体幹筋の萎縮を予防するための筋力強化法である。起立位で上肢の垂直・前方・側方挙上，膝・股関節の屈伸，挙上を行い，腹臥位では上体を起こし，股関節伸展，背臥位で膝伸展位の下肢挙上，歩行訓練を行う[8]。

固定材料の種類と特徴[9)10)]

●固定材料の種類

　固定材料として，石膏ギプス材とプラスチック材（プラスチックキャスト）がある（図3）。また，プラスチック材には水硬化性プラスチック材と熱可塑性プラスチック材の2種類がある。水硬化性プラスチック材は強度の強いリジッドキャスティングテープ（ハードタイプ）と柔軟性のあるセミリジッドキャスティングテープ（ソフトタイプ）の2つのタイプに分けられる。その他，最近では光を当てるまで硬化せず，光を照射すると硬化する可視光硬化性ファイバーグラススプリントも使用することができるようになり，用途に応じて材料を選択する。

　石膏ギプス材は，焼石膏（$CaSO_2\ 1/2\ H_2O$）の粉末を包帯にまぶして作られている。大きさは，2裂（15cm幅），3裂（10cm幅），4裂（5cm幅）などを用いる。水硬化性プラスチック材のリジッドタイプは，ガラス線維にポリウレタン樹脂を含浸させたものであり，セミリジッドタイプはガラス線維の代わりにポリエステル線維を使用し，ポリウレタン樹脂を含浸させている。プラスチック材の硬化メカニズムは，ポリウレタン樹脂に水が加わることで化学反応が起こり発熱（約37〜39℃）して，高分子化することによる。熱可塑性プラスチック材は60〜70℃の温水で軟化して素手で採型ができ，熱を加えることで再使用が可能である。体幹ギプスを作製するときは，通常，石膏ギプス材では2裂（15cm幅）または3裂（10cm幅）を，プラスチック材（ハードタイプ）では4号（10cm幅）または5号（12.5cm幅）を用いることが多い。

●固定材料の特徴

　石膏ギプス材は安価で可塑性に優れており，身体の形状に合わせた細かいモールディングが比較的容易にできるため，固定性がよい。水温の上昇とともに硬化時間は短縮する。しかし，衣服が汚れやすい，水で軟化する，重量が重い，繰り返し外力で破壊する，除去時に石膏が飛び散るなどの理由から，近年その使用は減少傾向にある。

図3　固定材料
a：石膏ギプス材
b：プラスチック材（密封包装の状態）

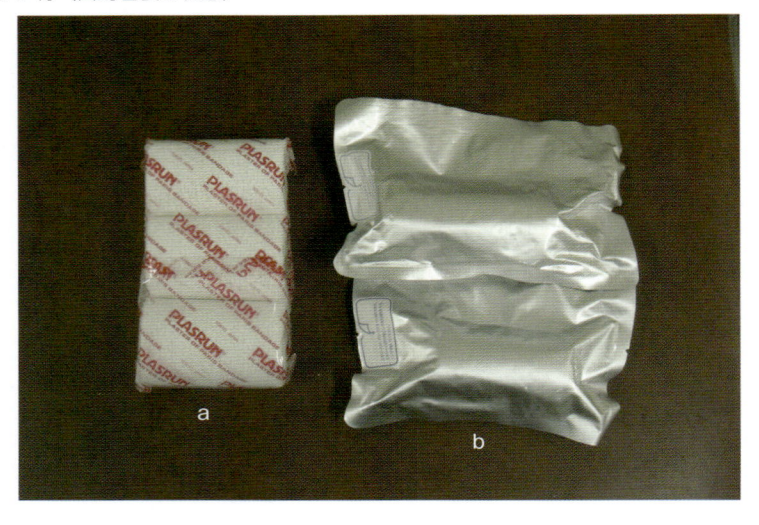

プラスチック材は軽量で破損しにくく，通気性に優りX線透過性もよい。また，防水性があるためシャワーを浴びることもできるが，硬化する前はポリウレタン樹脂が付着したり皮膚障害を防ぐため手袋を使用する必要がある。硬化後は辺縁が硬く鋭くなるので，皮膚損傷の可能性がある部分は下巻き材やテープで被覆しておかなければならない。また，水につけてから素早く巻く必要があり，可塑性に劣っているのが難点である。水につけずに巻き，巻いた後にゴム手袋に水をなじませながらこすることで硬化を遅らせることもできる。

ギプステクニック

臥位でギプスを巻く場合，背部をストラップで支えることができるRisser-Cotrel脊柱側弯症テーブルなど，ギプス用テーブルがあると背部のワーキングスペースが確保できるので便利である。立位用ギプス台（図4）では，両手でギプス台のバーを握って姿勢を保持するが，ギプス台に頚椎牽引装置を取り付けて姿勢を保持することもある。

準備する物品を示す（図5）。ギプスを巻く際は，石膏ギプス材またはプラスチック材，ストッキネット（メリヤス編みチューブ包帯），下巻き，適温の水を入れたバケツ，テープなどを用意する。プラスチック材を使用する時はディスポーザブルの手袋が必要になる。ギプスの採型や除去の際は，肉筆やマジックなどのマーカー，ギプス刀，ギプス用鋏，スプレッダー，電動ギプスカッターなどを用いる。

図4　立位用ギプス台
必要に応じて頚椎牽引装置をつけることもできる。

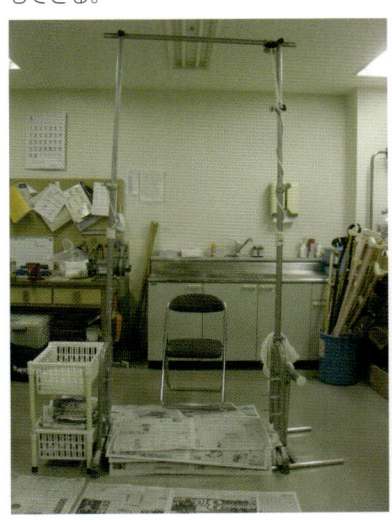

図5　準備する物品
a：下巻き
b：ディスポーザブル手袋
c：水硬化性プラスチック材
d：水を入れるバケツ
e：テープ
f：ストッキネット（メリヤス編みチューブ包帯）
g：肉筆
h：ギプス刀
i：ギプス用鋏
j：スプレッダー
k：電動ギプスカッター

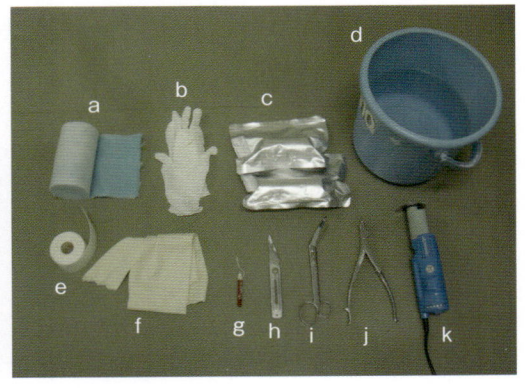

| Step 1 ストッキネット装着 | Step 3 ギプス包帯巻き | Step 5 ギプス切除 |
| Step 2 下巻き包帯巻き | Step 4 モールディング | |

Step 1 ストッキネット装着

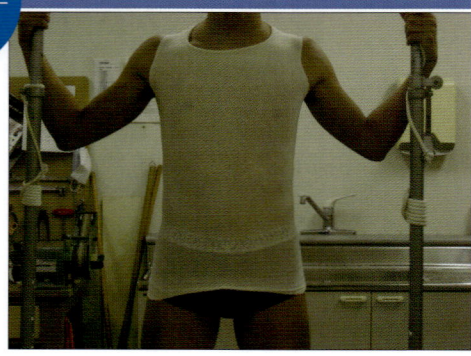

ギプスを巻く前に，薄く通気性と吸湿性に優れたストッキネットで体幹を固定範囲より広く覆う。

Step 2 下巻き包帯巻き

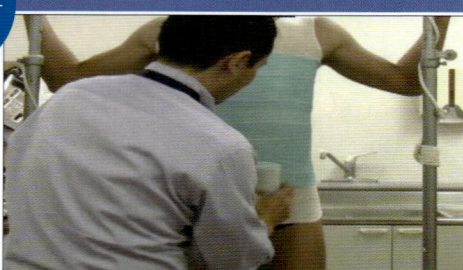

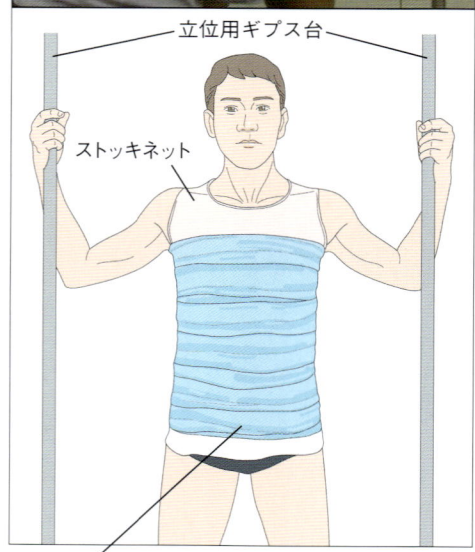

下巻き包帯を幅1/2程度が重なり合うように均等に巻く（2～3重）。下巻きが厚すぎると固定性が失われてしまうので注意が必要だが，骨突出部は十分被覆するように心掛ける。

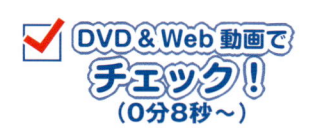

✓ DVD＆Web動画でチェック！（0分8秒～）

立位用ギプス台
ストッキネット
ストッキネットの上から下巻きを必要な回数（2～3重）巻く。

+1 Step

骨の突出部を保護する必要があるときはパッドを使用し，褥瘡の発生を防止する。腹部には開窓しやすいようにパッドを当てておく。

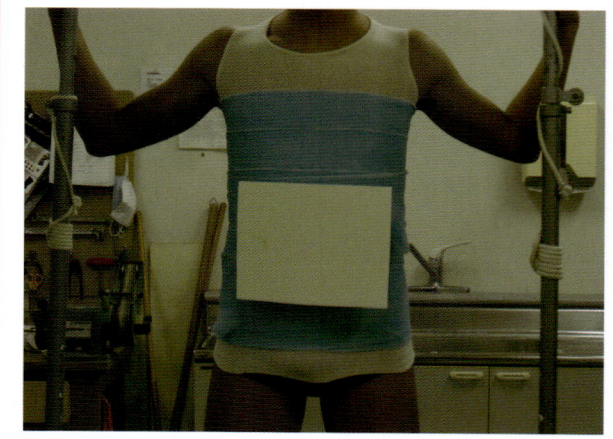

腹部にパッドをあてる。

Step 3+1　ギプス包帯巻き

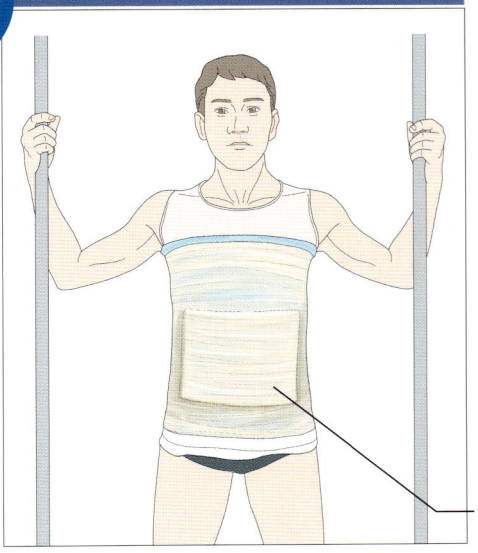

　使用するギプス包帯はバケツの水に5～10秒間入れて，水を十分浸透させた後，水中から取り出し，余分な水を軽く絞って使用する。強く引っ張りすぎることなく，しわがよらないように適度な緊張をかけながら転がすように体幹を巻く。同時に片方の手で十分こすり，下層と密着させる。数分で硬化することから，手際よく重なりが均等になるように巻くことが重要である。

　辺縁部で十分な強度を得るためには，ギプス包帯が少なくとも3重に重なることが必要である。厚くなりすぎると重くなり，不経済で除去もしにくくなる。

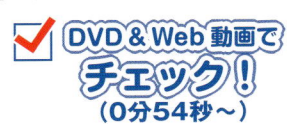

下巻き・パッドの上から水硬化性プラスチック材を巻く（3～4重）。

✓ DVD & Web 動画でチェック！（0分54秒～）

+1 Step

　ギプス包帯を浸す湯の温度は，従来42～45℃が適温とされていた[11]。しかし，製品によって差があるので，使用する前に至適温度を確認する必要がある。

　例えば石膏ギプス材のプラスランギプス®（アルケア社）では約36～38℃が適温とされている。凝結硬化の際に発熱を伴うので，水温が高いと発熱温度が高くなり，低温火傷の可能性がある。逆に水温が低いと凝結時間が遅くなる。水硬化性プラスチック材であるキャストライトα®（アルケア社）では水温25℃以上の水で使用しないことが推奨されている。硬化の際に発熱を伴うので，水温が高い場合や水を絞りすぎた場合に発熱温度が高くなり，低温火傷の可能性がある。

　また，石膏ギプス材あるいはプラスチック材のどちらの固定材料を用いた場合でも，巻いた直後から30分間程度は布等で覆ったり，クッション等の上にのせておくと放熱を妨げ低温火傷の可能性があるので，開放状態を保つ必要がある。

Step 4　モールディング

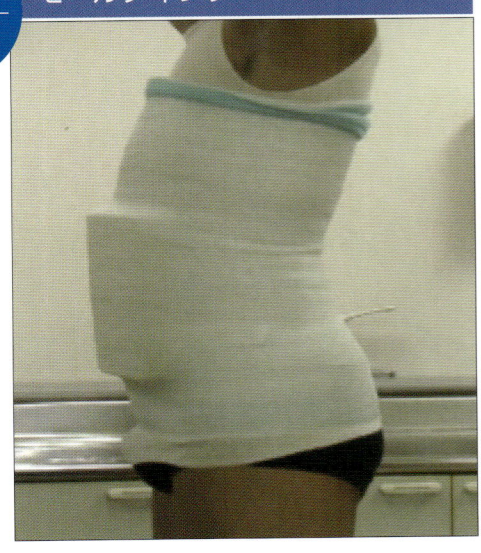

　巻き終わった後に，腸骨稜に沿って手のひらで表面をモールディングすることによって腸骨稜に合った形を出す。ギプスは，前方では中枢側の胸骨部，末梢側の恥骨部を，後方では腰背部を固定して，3点支持とする。

Step 5+1　ギプス切除

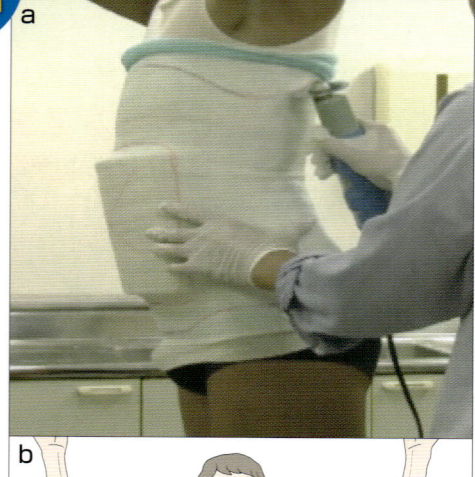

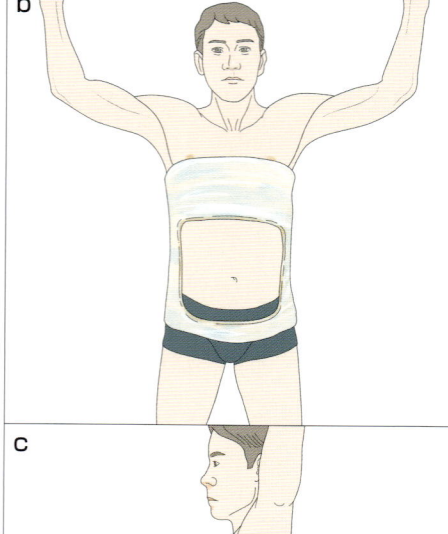

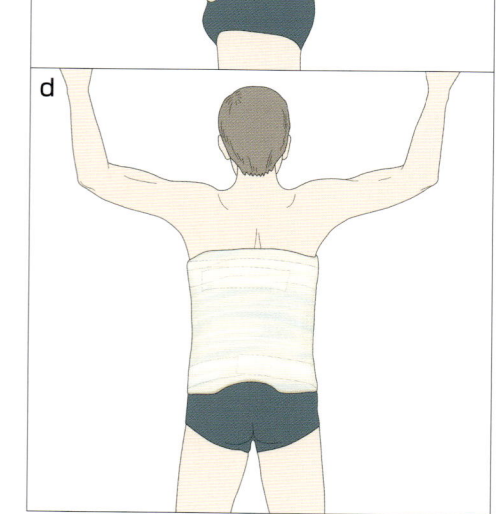

最後に，腋窩部および鼠径部周囲の余分な部分を肉筆あるいはマジックで印をつけた後にギプスカッターで切除し，トリミングを行うことで，肩関節と股関節の可動域を確保する。腹部を開窓して，上腹部および剣状突起の除圧を行う。ストッキネットを折り返し，テープで固定する。ギプス固定後は症状に応じて可及的早期に運動療法を開始する。

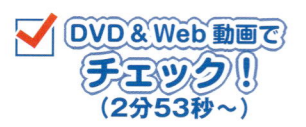

DVD & Web 動画でチェック！（2分53秒～）

+1 Step

体幹ギプスを除去する際は，まず肉筆やマジックでカットする部分に印をつける。次いで，石膏ギプスでは電動ギプスカッターを，プラスチック材では電動ギプスカッターまたは超音波ギプスカッターを使用して除去する。

電動ギプスカッターの鋸歯は，微小往復運動のため軟部に当たっても切れないが，皮下に骨がある場所は傷つきやすいので注意する。超音波ギプスカッターはギプスが厚いと切れにくく，摩擦熱が発生するので冷却スプレーを使用する。その他，ギプス刀やスプレッダー，ギプス用鋏等を目的に応じて併用する。

a：ギプスカット
カット部をマジックで印をつけ，ギプスカッターで切除する。
b：前方
腹部を開窓して，プラスチック材の不要な部分をトリミングし，ストッキネットを折り返して，端をテープで整える。
c：側方
d：後方

後療法

処置後に疼痛や気分不良を訴える場合には，開窓あるいは切割を加えたり，巻き変えるなど迅速かつ適切な対応が要求される．特に，躯幹ギプス症候群（cast syndrome）には注意が必要である．ギプスが腹部を過度に圧迫して腸間膜が牽引されるため，上腸間膜動脈と大動脈の間に腸管が絞扼されてイレウス症状が発生する．

また，ギプス固定後はX線撮影を行って整復状態を確認するとともに，その後も定期的に画像検査を含めた経過観察を行う．

脊椎外傷におけるその他のギプス

●ギプスベッド（Gipsbett, plaster shell）[10]

局所の安静を目的に使用する．腹臥位として，ギプスを折り返し重ねていき，腰背部の弯曲に合わせて採型し，仰臥位で使用する．上位胸椎損傷に対しては頭部まで含め，腰仙椎では股関節から大腿を含めて固定する．上肢の可動域が制限されないように，また仙骨下端は排泄に不具合が生じないように形状を整える（図6）．使用頻度は低い．

図6　ギプスベッド

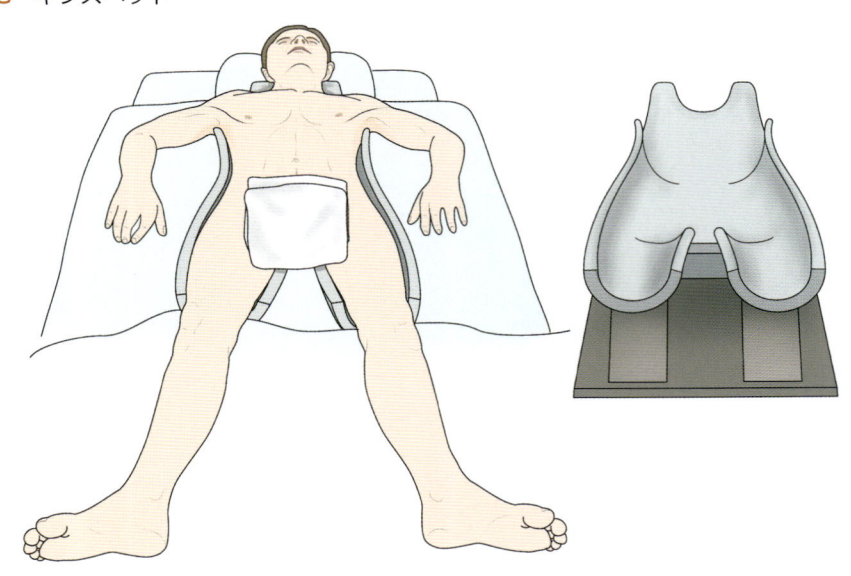

●頚椎，上位胸椎損傷に対するギプス

上位胸椎損傷では頚椎の可動域を制限するCalot jacket型（図7），頚椎損傷ではMinerva型（図8）ギプスの適応がある[11]。しかし，現在ではほとんど用いられない。

図7　Calot jacket型ギプス

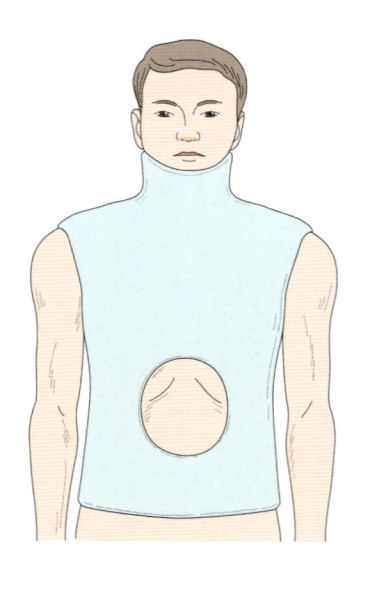

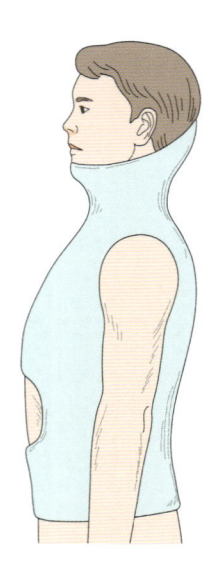

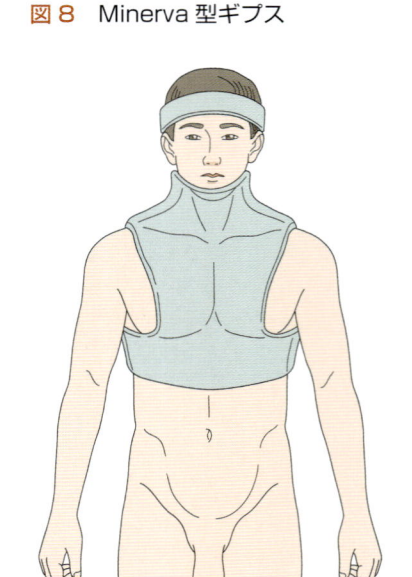

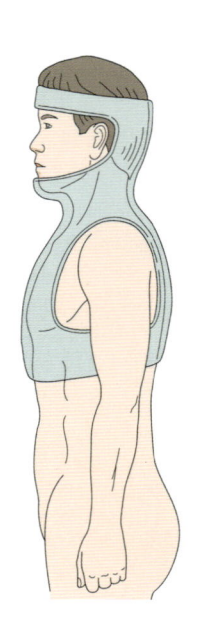

図8　Minerva型ギプス

文献

1. Holdsworth F. Fractures, dislocations, and fracture-dislocations of the spine. J Bone Joint Surg 1970; 52A:1534-51.
2. Denis F. The three column spine and its significance in the classification of acute thoracolumbar spinal injuries. Spine 1983; 8:817-31.
3. 金田清志，橋本友幸．胸腰椎損傷の分類と手術適応．整形外科MOOK 60 脊椎インストルメンテーション．金田清志編．東京：金原出版;1990.p.57-65.
4. 辻　崇．ギプス固定．最新整形外科学大系10 脊椎・脊髄．戸山芳昭編．東京：中山書店;2008.p.297-300.
5. 片岡　治．胸椎部損傷．神中整形外科学 各論．天児民和編．東京：南江堂;1990.p.161-7.
6. 茂手木三男，岡島行一，角田信昭．脊椎・脊髄損傷．図説臨床整形外科講座 第1巻 脊椎・脊髄．池田亀夫，西尾篤人，津山直一監修．東京：メジカルビュー社;1984.p.254-99.
7. 大谷　清．胸腰椎 Th11-L2．脊椎損傷ハンドブック．片岡　治，蓮江光男編．東京：南江堂;1981.p.155-85.
8. 脊椎脊髄病用語事典 改訂第4版．日本脊椎脊髄病学会編．東京：南江堂;2010.p.149.
9. 竹内義享，澤田　規．写真で学ぶ四肢関節のキャスト法．東京：医歯薬出版;2004.p.1-10.
10. 竹光義治．整形外科的固定法と装具療法．神中整形外科学 総論．天児民和編．東京：南江堂;1989.p.43-9.
11. 桜井　修，田中寿一．ギプス法マニュアル．東京：南江堂;1990.p.2-27.

各論

骨折に対するギプス固定
膝シリンダーキャスト

中瀬尚長
星ヶ丘厚生年金病院整形外科部長

原理と特徴

　膝シリンダーキャストの特徴は，足関節以遠の可動性を許容して，膝関節を可及的伸展位として固定することである。これにより，膝関節の屈曲伸展内外反回旋の動きは制動されることになる（図1）。

　しかしながら，大腿骨遠位や下腿近位の骨折の場合には前方の前脛骨筋や下腿三頭筋が膝関節の周囲から起始するため，足関節の動きを許容すると，前脛骨筋や下腿三頭筋の付着部を含む骨片も同時に動いてしまうので，この固定法は適さない（図2a）。

　これに対して，膝関節の前方に存在する膝蓋骨の動きは，大腿四頭筋から膝蓋靱帯（脛骨近位部に停止）により構成される膝の伸展機構に単独で支配される。このため足関節の動きと骨片の動きはまったく独立したものとなり，足関節の動きを許

図1　シリンダーキャスト
a：シリンダーキャストの外観
b：9歳，男子。本症例は膝蓋骨脱臼を伴い，側方の動きを制御するため開窓していない。

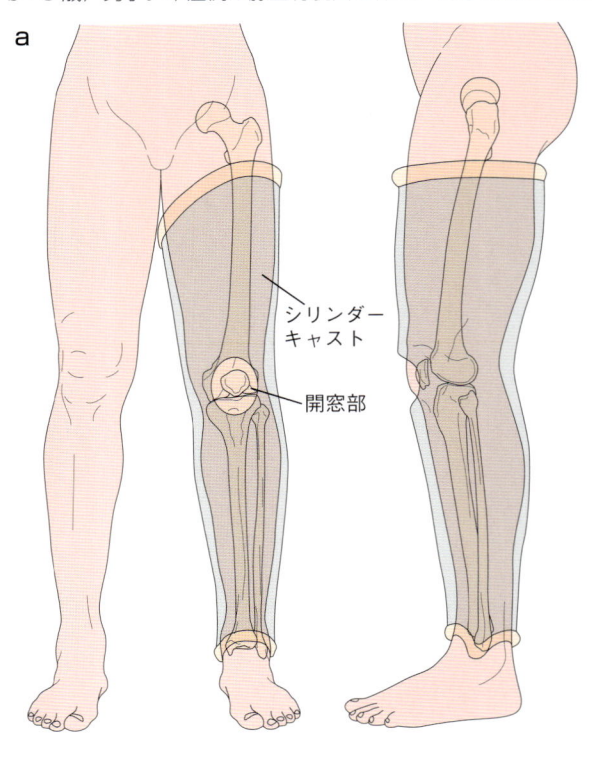

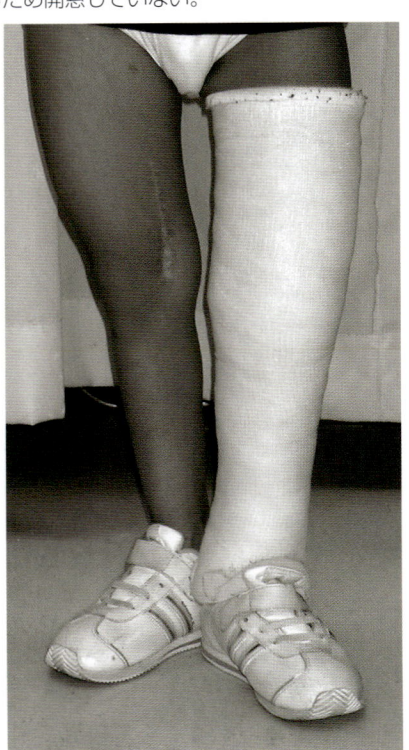

図2 膝周囲の骨折と足関節の動きの関係
a：筋の起始と停止
　①下腿三頭筋
　②前脛骨筋
　③大腿四頭筋
　④膝蓋靱帯
b：大腿骨遠位や脛骨近位の骨片の動きは足関節の動きに影響される。
c：膝蓋骨の骨片は足関節の動きに影響されない。

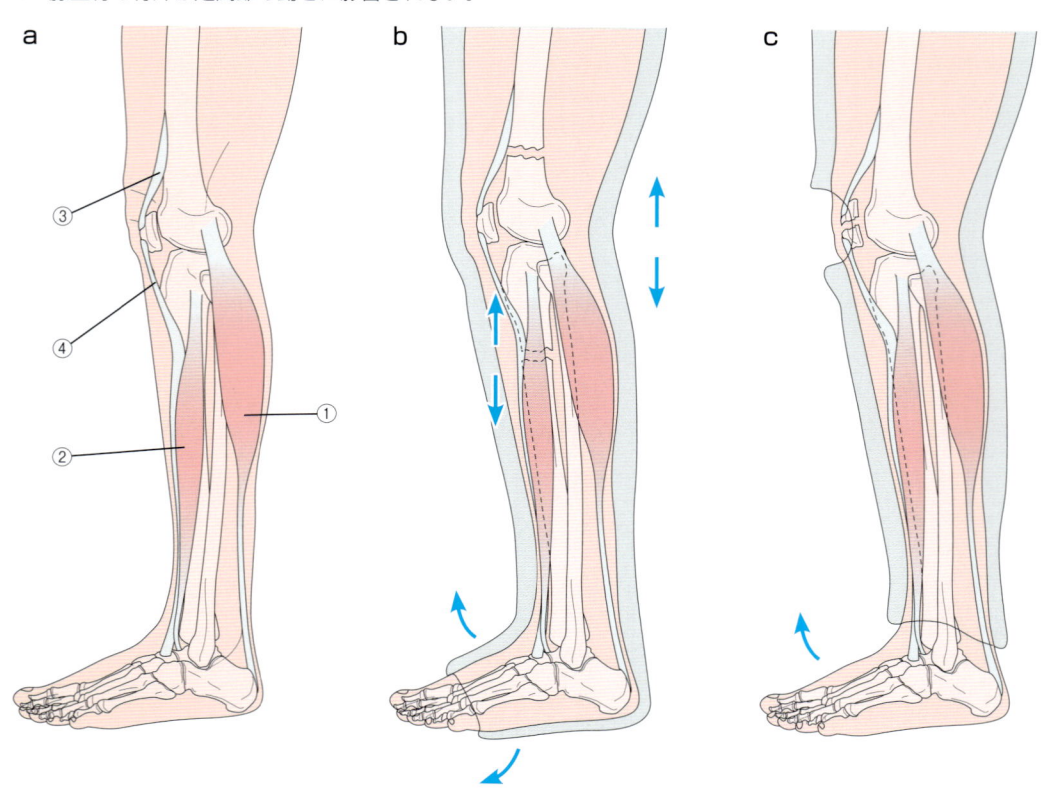

容しても膝蓋骨は影響を受けない。従って，このタイプのギプスの最も良い適応は膝蓋骨の外傷である（図2b）。

　最近では同タイプの装具がかなり改良され，シリンダーキャストを巻く機会はかなり減少していると思われる。しかしながら，着脱が不可能なため，患者が24時間装着してくれることが担保される点や，サイズ／形状とも事実上オーダーメイドであるという点，さらにはコストの節約といった点を有効利用できるなら，今後も必要なギプス法となるはずである（図2c）。

適応

　膝蓋骨骨折，膝蓋骨脱臼・亜脱臼，装具療法が困難な症例（患者が装具を勝手に外すリスクがある，小児などジャストフィットする装具のサイズがない）。

ギプステクニック

立位で巻く場合

- Step 1 ポジショニング
- Step 2 肢位
- Step 3 近位から遠位へのギプス巻き
- Step 4 足関節前方・後方の処置

仰臥位で巻く場合

- Step 1 ポジショニング
- Step 2 肢位
- Step 3 近位から遠位へのギプス巻きおよび足関節の処置

立位で巻く場合

助手不要，介助看護師1名で行う。患者の協力を要する。

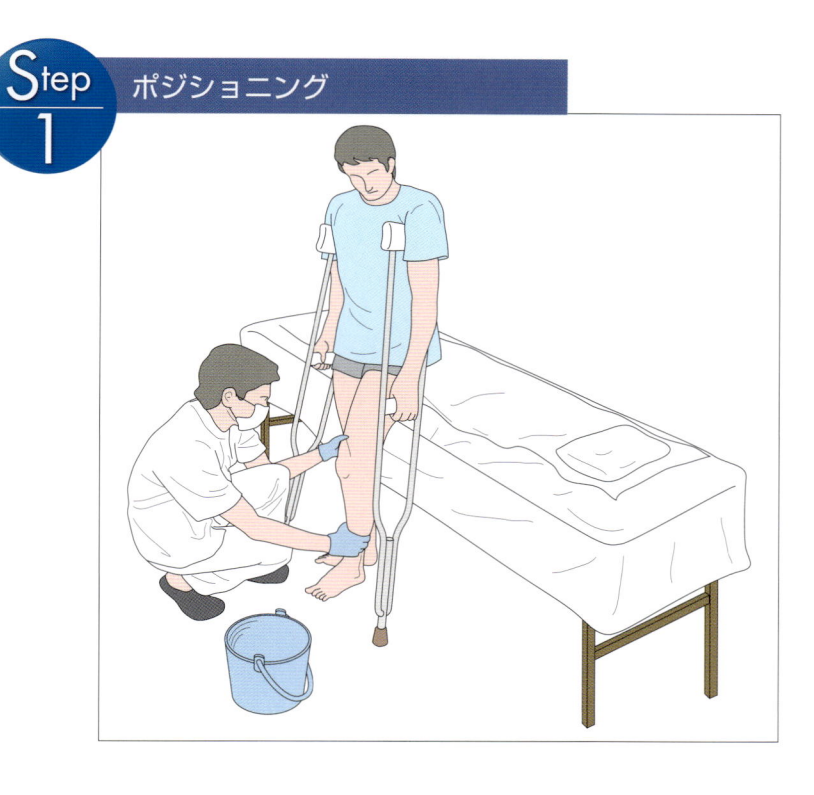

Step 1 ポジショニング

両松葉杖を付き，患肢を浮かせる。いつでも坐れるように後方にベッドを置いておく（疲れたり，ふらついたりした際にはベッドに座らせる）。

施行医は患肢の前に坐り，利き手側にバケツを置く（ここでは右手側）。

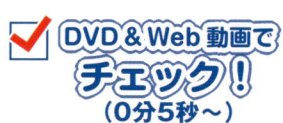

☑ **DVD & Web 動画でチェック！**（0分5秒〜）

Step 2 肢位

膝軽度屈曲位（おおむね10～15°度）とする。
　ランドマークは，開始を大転子下端，終止を足関節内果，外果とする。除圧部位は腓骨頭，内果・外果，開窓部位（必要による）は膝蓋骨とする。

開窓
● ランドマーク

Step 3 近位から遠位へのギプス巻き

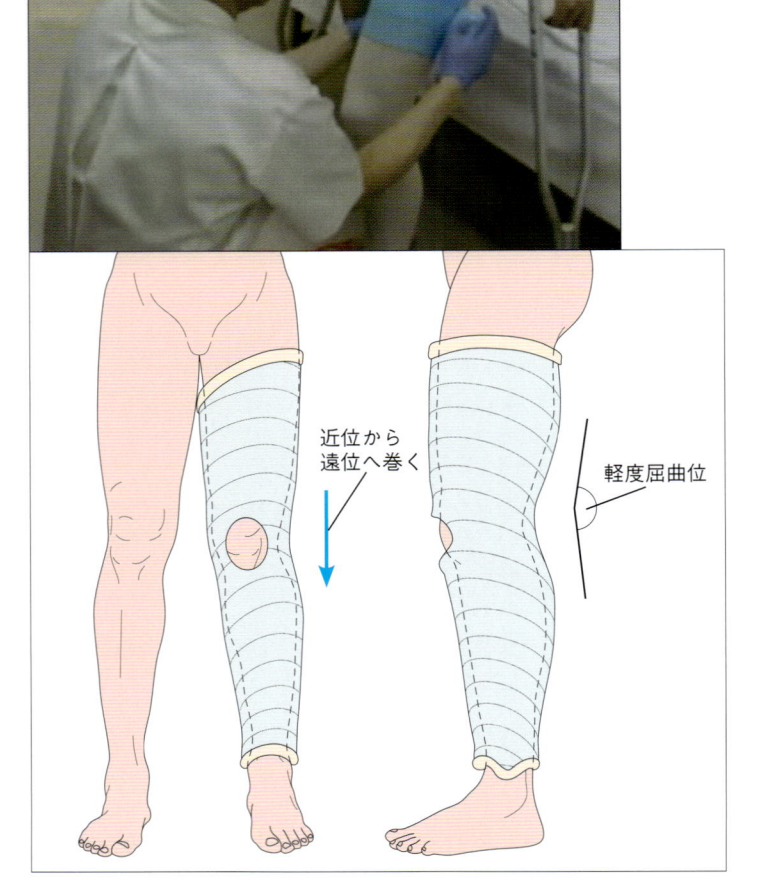

近位から遠位へ向かい巻いてゆく。腓骨頭は下巻きを厚めに巻くか，パッドで除圧する。内果・外果部はギプスが下垂してきて当たることがよくあるので，しっかりモールディングを行い，当たっても痛くないようにパッドを当てておく。

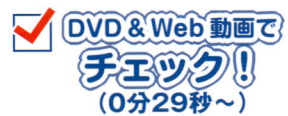

☑ DVD&Web動画でチェック！（0分29秒～）

近位から遠位へ巻く　　軽度屈曲位

Step 4 足関節前方・後方の処置

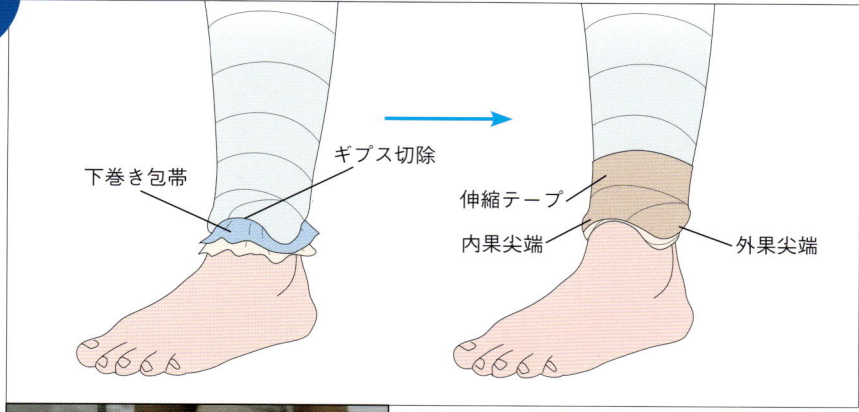

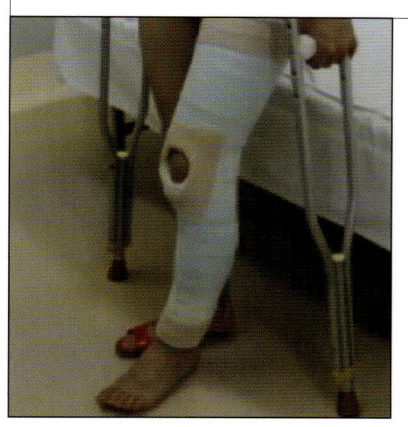

下巻き包帯　ギプス切除　伸縮テープ　内果尖端　外果尖端

足関節の前方・後方は近位凸状に切除しておき，靴を履いたり，可動域の邪魔にならないように配慮する。

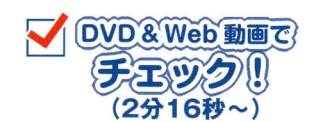

☑ **DVD & Web 動画でチェック！**（2分16秒〜）

仰臥位で巻く場合

助手1〜2名，介助看護師1名で行う。

Step 1 ポジショニング

施行医　助手

体位は仰臥位とし，助手が大腿部近位と，踵を保持する。患者の下肢が小さい場合は助手1名が大腿部と踵の両方を保持，下肢が大きい場合は助手2名でそれぞれ大腿部と踵を保持する。

施行医は助手と向き合って中央（膝蓋骨の前方）に立ち，利き手側にバケツを置く（ここでは右手側）。

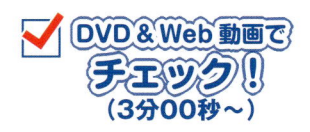

☑ **DVD & Web 動画でチェック！**（3分00秒〜）

骨折に対するギプス固定／膝シリンダーキャスト

123

Step 2 　肢位

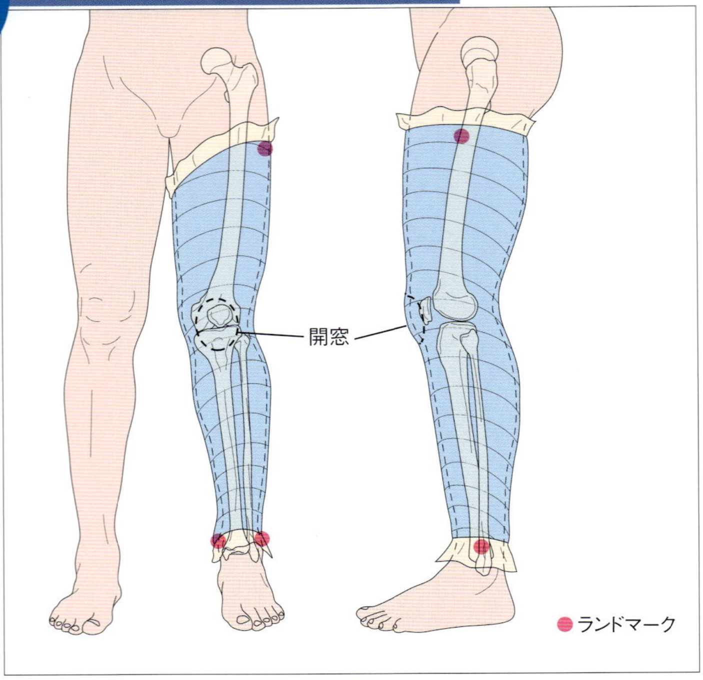

膝軽度屈曲位（おおむね10〜15°）とする。

ランドマークは，開始を大転子下端，終止を足関節内果，外果とする。除圧部位は腓骨頭，内果・外果，開窓部位（必要により）を膝蓋骨とする。

開窓

● ランドマーク

Step 3 　近位から遠位へのギプス巻きおよび足関節の処置

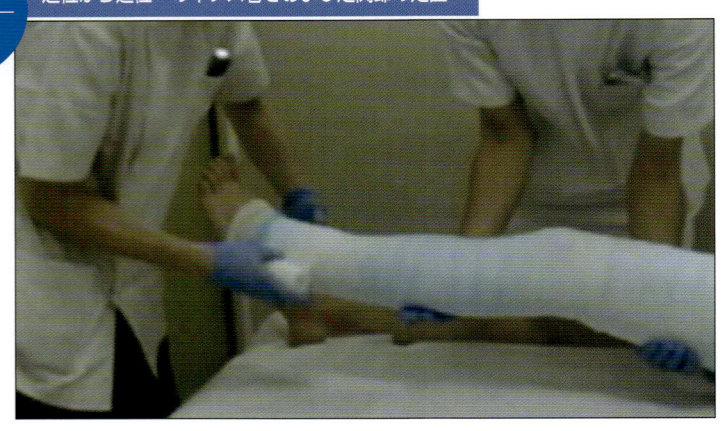

近位から遠位へ向かい巻いてゆく。腓骨頭は下巻きを厚めに巻くか，パッドで除圧する。内果・外果部はギプスが下垂してきて当たることがよくあるので，しっかりモールディングを行い，当たっても痛くないようにパッドを当てておく。

足関節の前方・後方は近位凸状に切除しておき，靴を履いたり，可動域の邪魔にならないように配慮する。

各論

骨折に対するギプス固定
下腿骨骨折 DVD 14

長野博志
香川県立中央病院整形外科主任部長

骨折整復の基本手技

　ギプスを巻く前の骨折整復手技とその考え方，注意点を述べる（整復の不要な骨折についての説明は省く）。

　まず，いつ，どこで，どのように行うかを決定することが第一である。転位のある骨折は以下の3つに分類できる。

　①軸方向のわずかな短縮と内・外反や屈曲伸展方向の角状変形のみ
　②短縮や回旋変形を伴った転位
　③完全に骨折部の接触のない大きな転位

さらに軟部組織の損傷の程度やコンパートメント症候群のリスク，時間経過なども考慮する。いうまでもなく骨折の整復は受傷後すぐに行うのが最も容易である。しかしギプスによる外固定の合併症のリスクが高い。そのため受傷直後は安静目的のギプスあるいはギプスシーネ固定とし，骨折の安定期において確実に整復を行い，ギプス固定とする方法が一般的である。

　ギプスを巻く場所はギプス室，透視室，手術室の3つの選択肢がある。①の場合，患者は痛みを我慢できる程度であり，整復位の確認もギプス固定後のX線像で可能であり，ギプス室で行われることが多い（透視室や手術室で行うのも当然OKである）。しかし②，③の場合，透視で整復位が確認できる透視室や，患者の苦痛の限界を超える可能性が考えられる場合は麻酔下に，透視の使用できる手術室で行うことが勧められる。

下腿の骨折

●下腿骨近位部骨折

　転位のある近位骨幹端部の骨折は膝関節伸展位での軸方向の牽引で容易に整復されることが多い。しかし非常に不安定であるため，保存療法の適応とならない。また転位のある関節内骨折の徒手整復は困難である。

　この部位では転位のほとんどない骨折のみがギプスによる保存療法の適応であり，選択される固定法はLLC (long leg cast)，LLS (long leg splint)などである。

●下腿骨骨幹部骨折

　この部位の骨折はギプスによる保存療法でも手術療法でも治療可能な症例が多い。保存療法を行うか手術療法を行うかは骨折の型，転位の程度，さらに軟部損傷

の程度，他部位の損傷，患者の一般状態，年齢，治療に当たる医師の技量，治療施設の設備など多くの因子を考慮し決定する。

コンパートメント症候群を合併した症例や開放骨折，多発外傷の症例，受傷時の転位や短縮が著しい症例に対しては内固定が推奨される。小児においてはより多くの症例が保存療法で治療される。

整復手技

●軸方向のわずかな短縮と内外反や屈曲伸展方向の角状変形の矯正のみ

整復は術者のみ，あるいは術者と助手の共同作業で行われる。軸方向の牽引と，角状変形に対する内・外反あるいは前後からの骨折部の圧迫で整復される。必ずしも麻酔は要らない。

●短縮や回旋変形を伴った転位，完全に骨折部の接触のない大きな転位

これらの骨折に対し保存療法を選択する場合，その整復について2つの方法がとられる。

ひとつは，整復操作は受傷直後が最も容易であるので，そのときに除痛下に整復を行いLLC，LLSとし，腫脹が軽減してから再度正確に整復しPTB cast（patella tendon-bearing cast）などに巻き替える方法である。

もうひとつは，腫脹のある急性期はある程度の整復にとどめ，LLSを使用し，腫脹が軽減しギプスが装着できる状態になったら，脊椎麻酔あるいは全身麻酔下に整復を行う方法である。このとき，テーブルの端から患肢を下垂して整復したり，三角枕などを用いて膝関節を屈曲し，しっかり牽引することにより整復位を得る。

●wedging法（図1）

ギプス固定後の軽度の角状変形の矯正方法としてwedgingは有用な方法である。

15°以内の角状変形はwedging法で矯正可能であるが，それ以上の転位は巻きなおしを行ったほうがよい。以下の手順にて行う。

図1　wedging法
a：キャストを切る。
b：キャストを開いて変形を矯正する。
c：再度キャストを巻く。

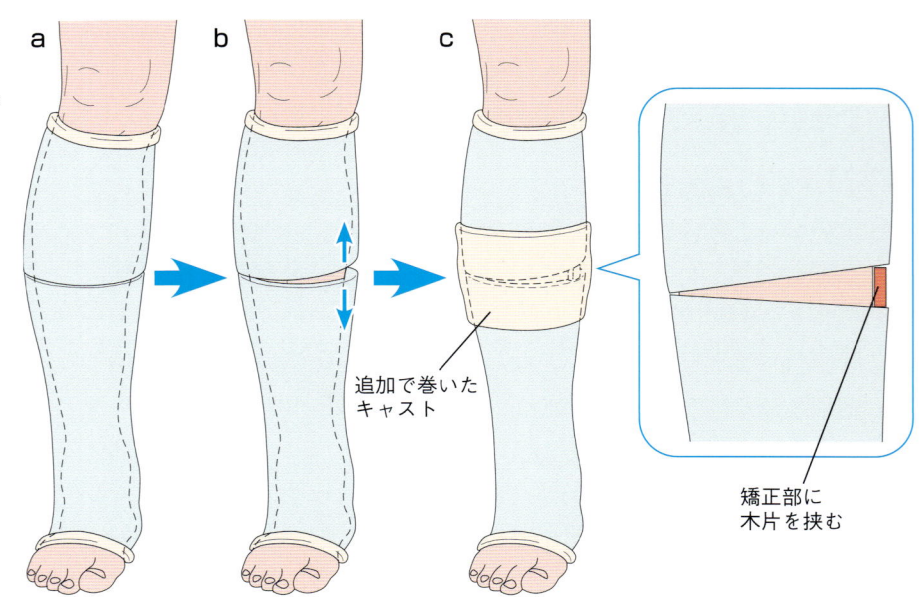

追加で巻いたキャスト

矯正部に木片を挟む

①2方向のX線像で角状変形の場所（凹側の正確な場所）と程度を計測し，どの位置でどの程度の矯正を行うかを計画する。
②透視で再度，凹側の正確な位置を確認し，作図に従いギプス上に線を引く。
③ギプスを円周に切る。
④ギプスを矯正角度分だけ開く。ギプスの間に挟み込ませた木片の大きさで矯正角度は調整する。
⑤その位置を保持したまま局所にギプスを一巻追加して巻く。
⑥矯正後の循環障害や神経障害にも注意を払う。

●整復位の許容範囲

Sarmientoらは5°以内の軽度の内反は受け入れられるが，外反変形は運動選手などには受け入れられないとしている。また軽度（15°以内）の反張変形は機能的にも外見的にも問題ないが，前方凸変形は目立ちやすく，足関節底屈筋群の弛緩のために底屈力が減弱するとしている

手術までの待機期間にギプス，ギプスシーネなどを装着する場合に気をつけておきたいのは，外反や前方凸位とならないようにすることである。内側や前面は骨の表層は皮膚であり，外反や前方凸では骨片の先が皮膚を損傷し，最悪の場合開放骨折となってしまう危険性があるためである。整復位はあえて内反や後方凸としておくほうが安全な場合もある。

●下腿骨遠位部（足関節骨折を含む）

この部位の不安定な骨折も保存的に治療するのは困難な骨折である。しかし手術までの間，整復固定は必要である。整復位を保持するために，尖足位や内反位とする場合もある。LLSかSLS（short leg splint）による固定を行う。

下腿骨折に対するギプス

●下腿骨折におけるギプス治療の考え方と注意点

ギプスによる整復位の保持については2つの考え方がある。

ひとつは3点支持の考え方[1]であり，これは骨折部の遠位部と近位部の2点をしっかりと固定し，骨折部を反対側に向かってしっかり押すことによって安定性を得るというものである（図2）。

この方法は，通常ギプスの凸側の骨膜や軟部組織がしっかりしていることが必要である。弯曲したギプスの中で骨の正確なアライメントが得られる。Charnleyは「上手に装着されたギプスの中で骨折が転位する場合は，その骨折はギプスで治療するには物理学的に不適当であり，他の物理学的原則を選択すべき」と述べている。下腿骨骨折でこの理論で治療可能な骨折は小児の低エネルギー損傷の骨折ぐらいである。

もうひとつの考え方は水力学に基づくものである。これはDehneとSarmientoによって広められた考え方であり，下腿に密着したキャスト（ギプス）を装着すれば，下腿の組織と液性成分は硬い容器の中に保持された状態になる。液体は圧縮されないという水力学的法則によって短縮は防止されるというものである。「全面接触キャスト（ギプス）；total contact cast」と評される[2]（図3）。

図2　3点支持
骨折部の遠位部と近位部の2点をしっかりと固定し，骨折部を反対側に向かってしっかり押すことによって安定性を得る。

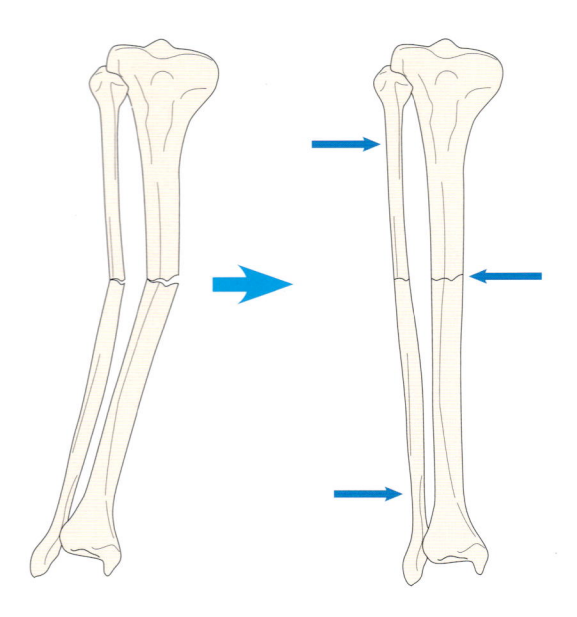

図3　水力学的法則による全面接触キャスト（ギプス）
下腿の組織と液性成分は硬い容器の中に保持された状態になる（矢印）。

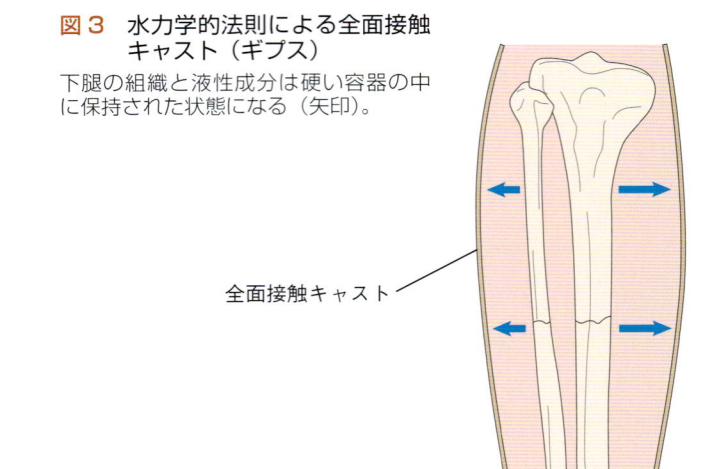

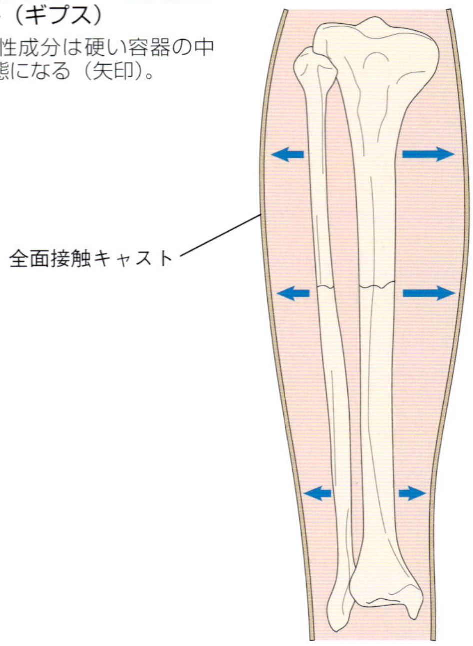

全面接触キャスト

●全面接触キャスト

　全面接触キャストは石膏ギプスのほうがプラスチックギプスより確実に行える。石膏ギプスは緊張を加えても，弾力性はなく組織を圧迫する危険性が少なく，モールディングの操作も行いやすい。それに対して，プラスチックギプスは引っ張って巻くと弾力包帯のように圧迫力が強くなり，締めすぎる危険性がある。そのため緩くなりがちであるが，そうなるとギプスと皮膚の間に隙間ができてしまう。モールディングの操作もしにくいため，全面接触がなされた，理想的なギプスを巻くことが困難である。

●下腿骨骨折の代表的なギプス固定法

　下腿骨骨折に対する代表的なギプス固定法としてLLC（long leg cast），PTB cast（patella tendon-bearing cast），SLC（short leg cast）の各ギプス固定法がある。さらにスプリントとしての LLS（long leg splint），SLS（short leg splint）もある。これらは骨折のタイプ，骨折部位，治療の時期により使い分けられる。

　骨折に対するギプス固定の原則は上下関節を含む固定であり，この原則からいえばLLCが推奨される。しかし膝関節を固定すると，移動動作は極端に制限されるうえに，膝関節拘縮のリスクが大幅に増大してしまう。その欠点を補うためにPTB castが，また安定型の下腿遠位部骨折や足関節骨折ではSLCが使われている。

　転位のある下腿骨骨幹部骨折では，保存的治療を選択する場合，骨折部の腫脹のある間はLLCやLLSとし，骨折後10日〜2週間程度でPTB castに切り替えるのが一般的である。

ギプステクニック

long leg cast

| Step 1 ポジショニングと整復操作 | Step 3 キャスト固定 | Step 5 膝関節，大腿部の処置 |
| Step 2 下巻き包帯巻き | Step 4 下腿，足関節の処置 | |

PTB cast (patella tendon-bearing cast)

| Step 1 ポジショニング | Step 3 整復操作 | Step 5 下腿，足関節の処置 |
| Step 2 下巻き包帯巻き | Step 4 膝蓋腱部の処置 | Step 6 ギプスカット |

short leg cast

| Step 1 ポジショニングと整復操作 | Step 2 下腿，足関節，前足部の処置 |

long leg cast

　本項では麻酔下の整復操作の必要な骨折に対する，手術室でのLLCについて詳述する。適応となるのは受傷直後の小児の下腿骨骨折などである。前述したように痛みや恐怖をとって，確実な外固定を得るためには手術室で麻酔下に，透視で確認して固定することが理想である。

　キャスト3号，4号，（石膏が理想であるが，プラスチックでも），ストッキネット，下巻き，パッド，テープ，バケツ（水），ゴム手袋，エプロン，ギプスカッター，鋏，包帯，割り箸などを用意する。

　人員は術者，助手2名，介助看護師1名である。

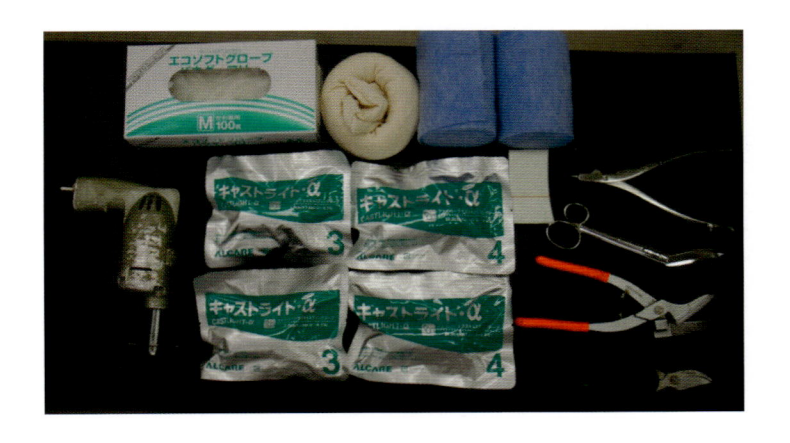

Step 1 ポジショニングと整復操作

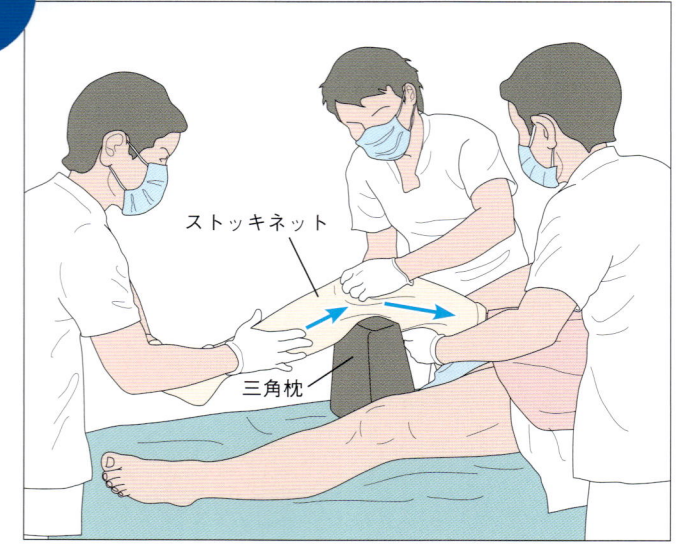

患者が仰臥位に寝かせる。患肢の殿部のしわのところまでストッキネットをはかせ，しわができないように装着する。

三角枕などを膝窩部に入れ，膝関節を屈曲位にする。下腿を保持する第一助手は牽引と骨折部の内・外反などの整復操作を，大腿部を保持する第二助手はそれに対する対抗牽引をかけ骨折部を整復する。

透視で整復位を正面像，側面像で確認する。整復位がよければ第一助手は，膝窩部と踵部あるいは足部を支え，骨折を整復位に，足関節と足部を機能肢位（足関節0°，足部内外反0°）に保持し，第二助手は大腿部を保持し，第一助手の補助を行う。

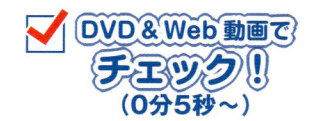

✅ **DVD & Web 動画でチェック！**
（0分5秒〜）

Step 2 下巻き包帯巻き

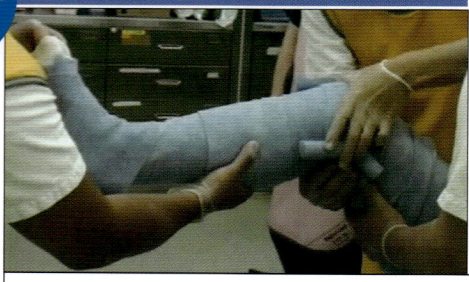

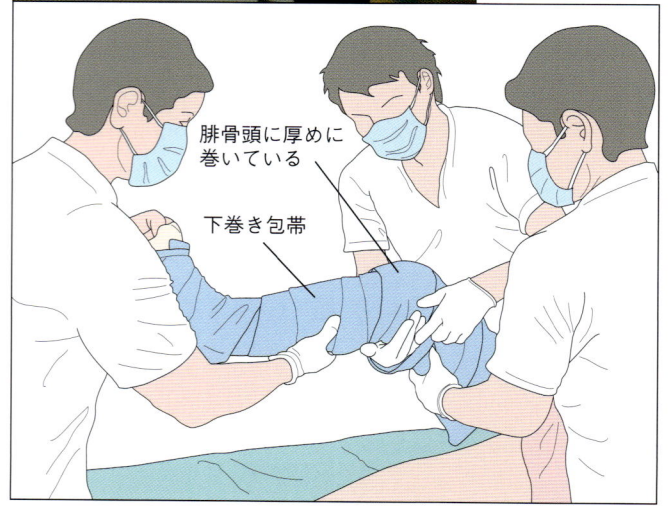

下巻きを巻く。腓骨頭や踵部，足関節内果，外果などに当たりができないようにその部分は厚めに巻くか，パッドなどで保護する。整復位を再度，透視で確認する。

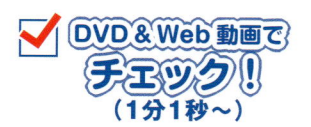

✅ **DVD & Web 動画でチェック！**
（1分1秒〜）

Step 3 キャスト固定

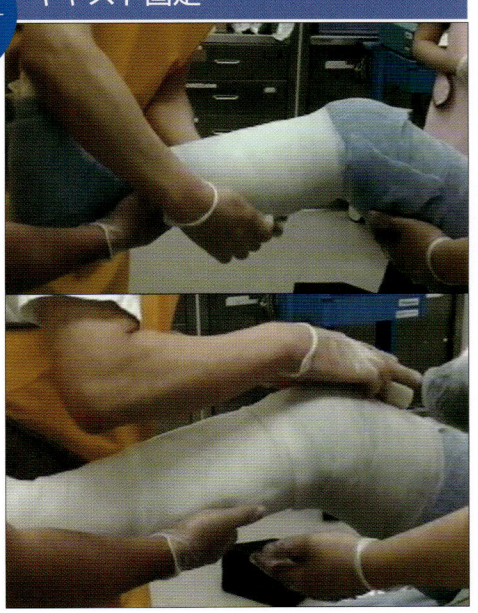

整復位がよければ，最初に骨折部をキャストで固定する。引っ張りすぎないように転がして巻き，ギプスはその断面が脛骨を頂点となる三角形になるように手のひらでゆっくり造形する（total contactを意識して行うものであるが，実際プラスチックギプスでは困難なことも多い）。

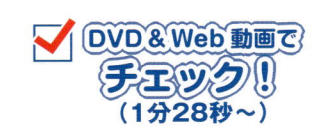

DVD & Web 動画でチェック！（1分28秒〜）

Step 4 下腿，足関節の処置

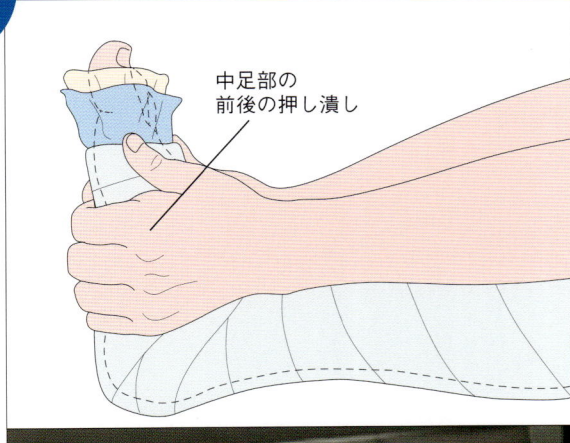

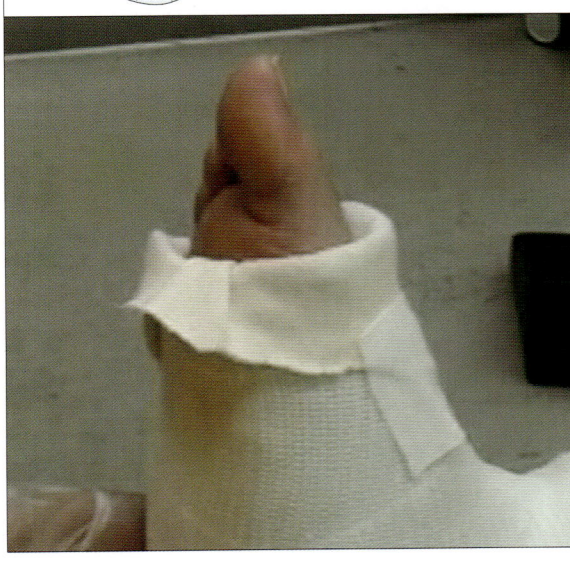

下腿，足関節を固定する。足部の縦アーチ，横アーチのモールディングも重要で，中足部の前後の押し潰しはギプスの当たりや外反母趾の悪化，Morton病の予防のために必要である。また，足趾の可動が得られるよう，MP関節は巻きこまないように注意する。

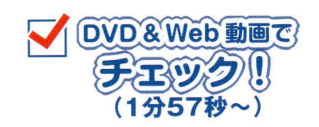

DVD & Web 動画でチェック！（1分57秒〜）

中足部の前後の押し潰し

骨折に対するギプス固定／下腿骨骨折

Step 5+1　膝関節，大腿部の処置

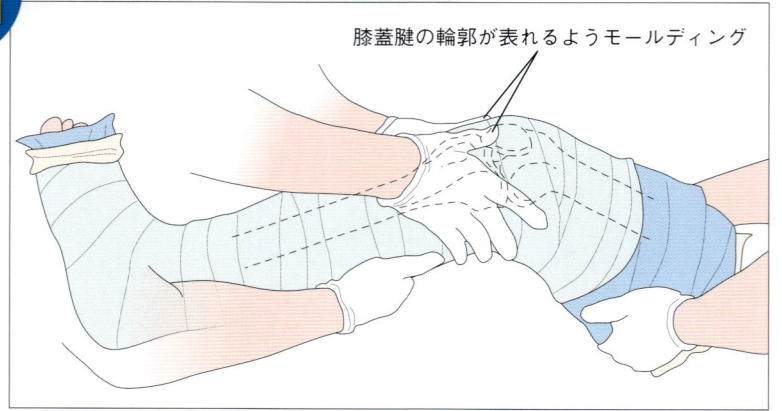

膝蓋腱の輪郭が表れるようモールディング

膝関節を20〜30°程度の屈曲位としてさらに大腿部も固定する。膝蓋腱の輪郭がくっきり表れるようモールディングを行い，大腿骨内顆は全周圧迫を行うが，外顆，腓骨頭は腓骨神経麻痺の予防のため圧迫は行わない。最終チェックを透視で行う。

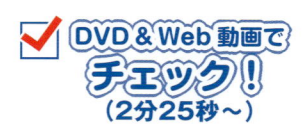

☑ **DVD & Web 動画でチェック！**（2分25秒〜）

+1 Step

受傷直後の場合は前面に全長にわたって完全に割を入れておく。そのスペースに割り箸などを挿入する。

☑ **DVD & Web 動画でチェック！**（4分1秒〜）

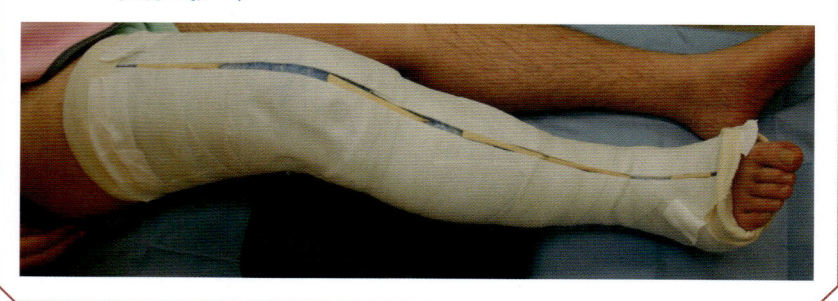

PTB cast（patella tendon-bearing cast）

　受傷後早期に本法を用いることもあるが，腫脹の改善を待って，骨折後10日〜2週間でPTB castに切り替えるのが一般的である。大きな短縮転位のある場合は麻酔下の徒手整復が必要な場合もある。麻酔，透視を用いない外来ギプス室での固定法を詳述する。

　キャスト3号，4号，（石膏が理想であるが，プラスチックでも），ストッキネット，下巻き，パッド，テープ，バケツ（水），ゴム手袋，エプロン，ギプスカッター，鋏，包帯，割り箸などを用意する。

　人員は術者，介助看護師1名，（助手1名）である。

Step 1 ポジショニング

患肢は大腿遠位1/3までストッキネットを装着

健肢は膝関節90°屈曲位

術者と向かい合う状態で高いギプス台に座らせる。健肢は膝関節90°屈曲位で適当な台に乗せ，患肢大腿遠位1/3までストッキネットを装着する。

Step 2 下巻き包帯巻き

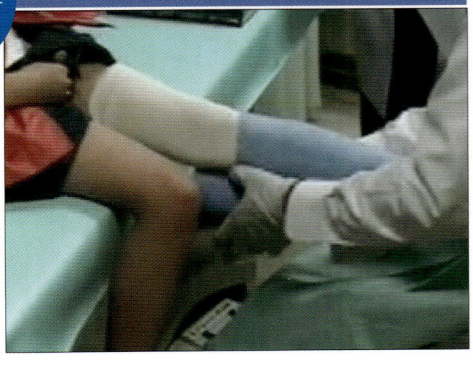

下巻きを巻く。腓骨頭や踵部，足関節内果，外果などに当たりができないようにその部分は厚めに巻くか，パッドなどで保護する。

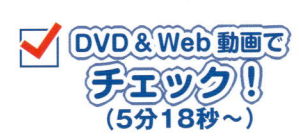

Step 3　整復操作

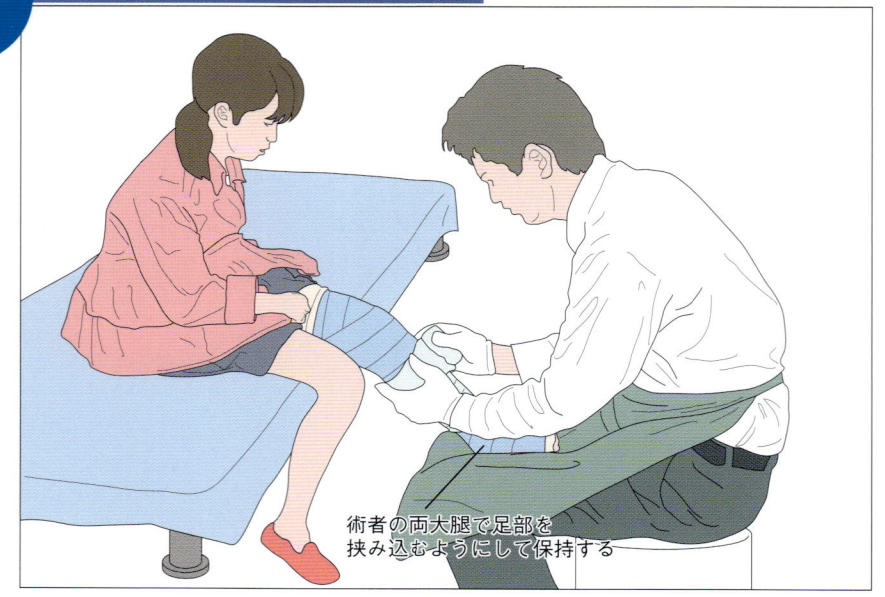

術者の両大腿で足部を挟み込むようにして保持する

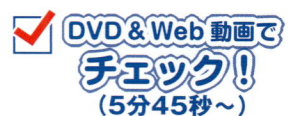

　外観上，正常肢位になるよう軽く牽引しつつ矯正し，術者の両大腿で足部を挟み込むようにして保持する。骨折部が非常に不安定な症例では最初に骨折部にキャストを巻く（total contactを意識する）。

☑ DVD & Web 動画でチェック！（5分45秒〜）

Step 4+1　膝蓋腱部の処置

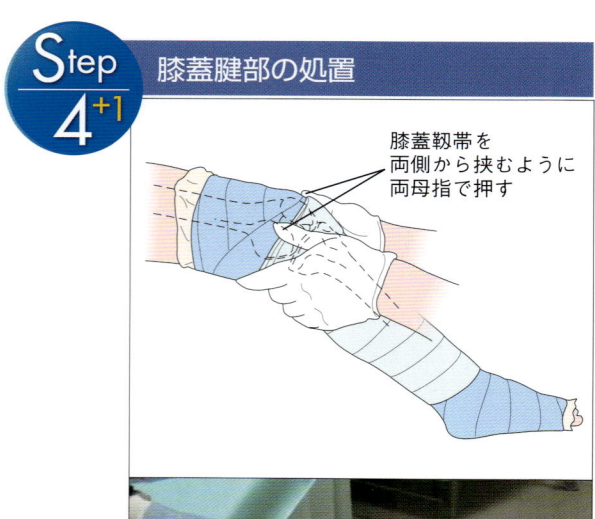

膝蓋靱帯を両側から挟むように両母指で押す

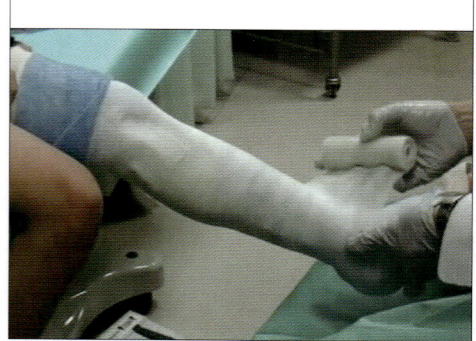

　ギプスは膝蓋骨上縁より巻く。体重を主として支える膝蓋腱部はキャストを何度も折り返し厚くする。
　荷重時支持部となるギプス圧痕の作製には両下腿骨顆，膝蓋骨下縁に対して行い，膝蓋靱帯を両側から挟むように両母指を使ってゆっくり行う。膝蓋腱の形がくっきり表れるように圧迫し，よくモールディングする（同時に患者に大腿を末梢方向に押し出すように指示し，その力を両母指で支える）。

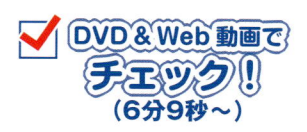

☑ DVD & Web 動画でチェック！（6分9秒〜）

+1 Step

　内顆は全周圧迫するが，外顆腓骨部は除圧する（矢印）。

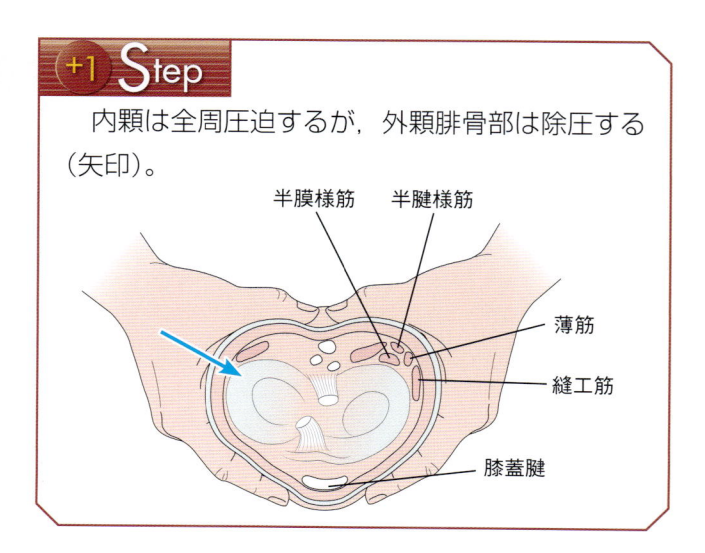

半膜様筋　半腱様筋　薄筋　縫工筋　膝蓋腱

Step 5　下腿，足関節の処置

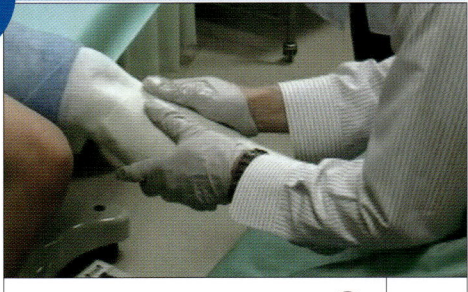

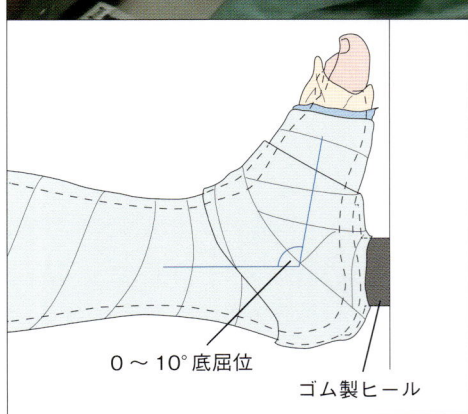

次いで下腿骨幹部を巻くが，手のひらでゆっくり造形し，その断面は脛骨を頂点とする三角形とすることが，total contactおよび回旋防止の意味で重要である。また，巻きながら外観上正しい下腿軸を維持する。

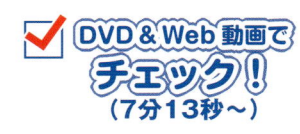

☑ DVD&Web動画でチェック！（7分13秒～）

足関節は0～10°底屈位で固定し，脛骨の軸の延長線上にゴム製ヒールを装着する。このとき内反しないように注意する）。

0～10°底屈位
ゴム製ヒール

Step 6 +1　ギプスカット

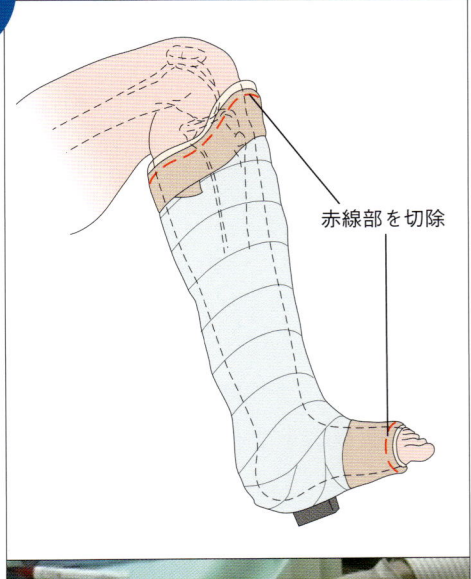

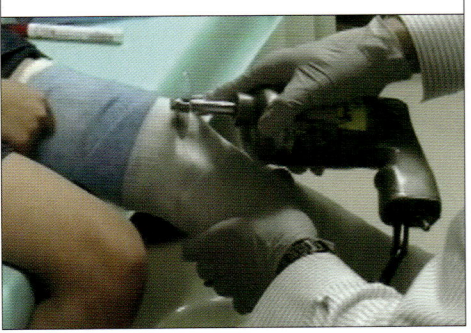

余分な部分はカットする。膝関節後方は膝関節90°以上屈曲できるようにする。X線像でチェックを行う。15°以内の角状変形はwedging法（図1）で矯正可能である。それ以上の転位は巻きなおしを行う。

赤線部を切除

+1 Step

腫脹が軽減してからのPTB castでは前面の割は不要であるが，腫脹が存在するときは縦に割を入れる。ギプスが固まったら，膝関節20°屈曲位で患肢に荷重をさせてみる。患者が体重を膝部で支えている感じであるといえばギプス固定手技は成功といえる。

short leg cast

　本法の適応となるのは安定型の下腿骨の遠位部骨折や足関節骨折などである。透視室で，透視で整復位を確認しながら巻く方法を詳述する。

　キャスト3号，4号，(石膏が理想であるが，プラスチックでも)，ストッキネット，下巻き，パッド，テープ，バケツ(水)，ゴム手袋，エプロン，ギプスカッター，鋏，包帯，割り箸などを用意する(図3)。

　人員は術者，助手1～2名，介助看護師1名である。

Step 1　ポジショニングと整復操作

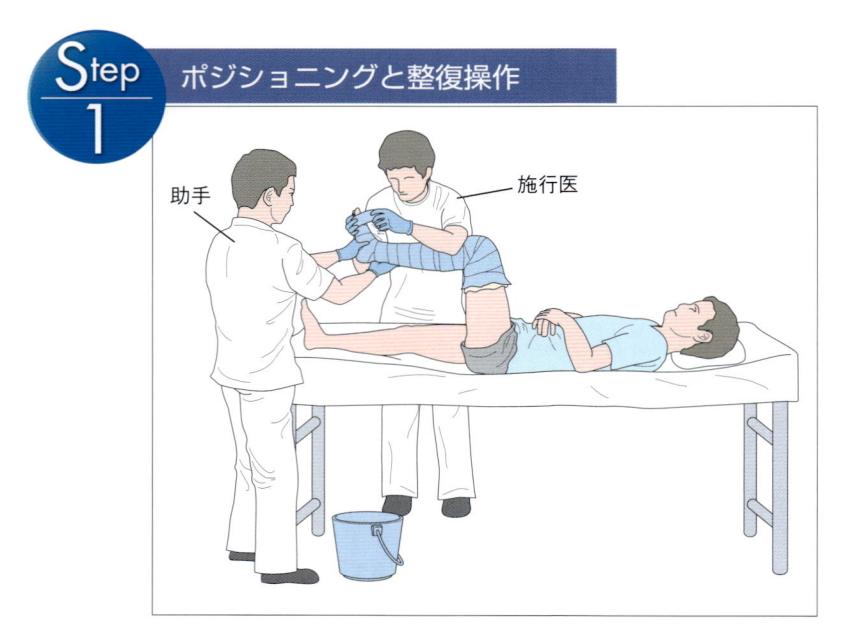

助手　　　施行医

　患者は透視台の上に仰臥位に寝かせる。患肢大腿遠位1/3までストッキネットを装着する。

　下腿を保持する第1助手は牽引と骨折部の内・外反などの整復操作を，大腿部を保持する第二助手(あるいは術者)はそれに対する対抗牽引をかけ骨折部を整復する。

　整復位を透視で確認し，よければ膝関節と股関節を90°屈曲させて，第一助手にその整復位で近位下腿後面と踵部を保持させる。足関節は0°が基本であるが，整復位が崩れるのであれば崩れない角度にする必要がある。

　次いで下巻きを巻く。踵部，足関節内果，外果などに当たりができないようにその部分は厚めに巻くか，パッドなどで保護する。

Step 2　下腿，足関節，前足部の処置

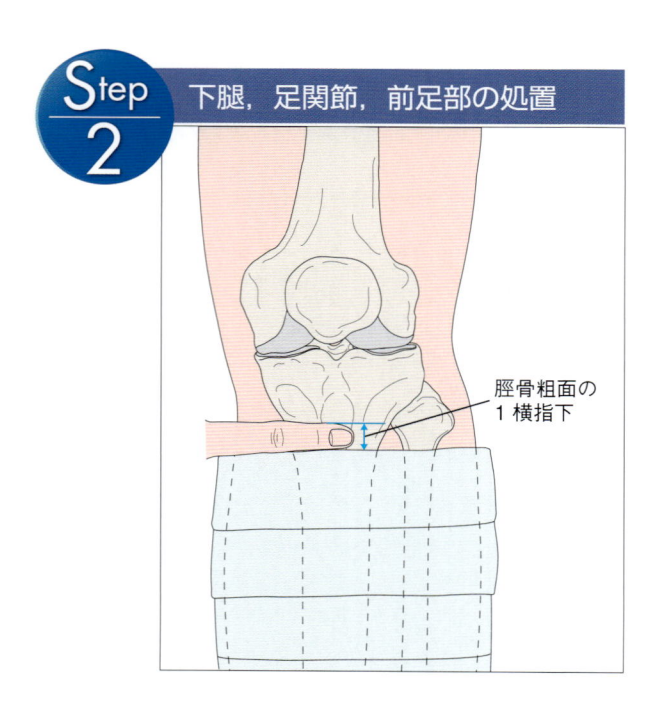

脛骨粗面の1横指下

　整復位を再度，透視で確認する。整復位がよければ，下腿，足関節を固定する。引っ張りすぎないように転がして巻き，ギプスはその断面が脛骨を頂点となる三角形になるように手のひらでゆっくり造形する(total contactを意識して行うものであるが，実際プラスチックギプスでは困難なことも多い)。近位は脛骨粗面の1横指下までの固定とする。

　足部の縦アーチ，横アーチのモールディングも重要で中足部の前後の押し潰しはギプスの当たりや外反母趾の悪化，Morton病の予防のために必要である。また足趾の可動が得られるよう，MP関節は巻きこまないように注意する。

　透視で最終チェックを行う。余分な部分はカットし，腫脹が存在するときは縦に割を入れる。

保護ギプスとしてのLLC，LLS，SLC，SLS

まとめて記載する。プラスチックギプスで対応可能である。対象となるのは転位のない骨折，安定骨折などであり，シーネを用いるのは術前や内固定後などである。この保護ギプスの目的は外力保護，安静鎮痛であり，弛緩肢位，機能肢位であることが望ましい。

●ポジショニングと整復操作

患者を仰臥位に寝かせる。LLC，LLSの場合は，第一助手は片手で膝関節部を下から支え，片手で足関節を持ち，第二助手は患肢の中枢端を両手でしっかり持つ。介助者の重量負担を軽減するために足部を別のテーブルに乗せておく方法も可能である。SLC，SLSの場合は第一助手のみでも可能である。膝関節，足関節に良肢位を保持することが重要である

●下巻き包帯巻き

ストッキネットをはかせ，大腿骨顆部，腓骨頭，足関節内果，外果，踵部にパッドを当て，下巻き包帯を巻く。

●ギプス巻き

プラスチックギプスを丁寧に巻いていく。各部所のモールディングについては前述の通りであるが，それよりも良肢位の保持や当たりを作らないように注意する。

シーネの場合，完全に固まるまで肢位の保持を維持することがポイントである。

文 献

1. Court-Brown CM. Principles of Nonoperative Fracture Treatment Rockwood and Green's Fractures in adults Vol 1. 7th edition Bucholz RW. et al Philadelphia Wolter Kluwer, Lippincott Williams: 2010. 135-140.
2. Sarmiento A, Latta LL. Closed Functional Treatment of Fractures. Berlin-Heidelberg-New York, Springer Verlag, 1981.
3. Schmidt AH, Finkemeier CG, Tornetta P 3rd. Treatment of closed tibial fractures. Instr Course Lect 2003; 52: 607-22.
4. 田中寿一．キャスト法マニュアル．田中寿一，山田 博，戸祭正喜共著．改訂第二版．東京：南江堂；2007. 22.

各論
骨折に対するギプス固定
足部骨折 −BKショート

DVD 15

高木基行　帝京大学医学部整形外科学
渡部欣忍　帝京大学医学部整形外科学教授

足部と骨折

　ヒトにとって足は身体の末梢で体重を支持し，力を地面に伝える作用点である。履き物に保護されることが多いものの，地面と直接対面するため，常に打撲や捻転などの外力が加わる危険にさらされている。そのため足部の骨折は日常よく遭遇する外傷である。また，スポーツ障害のひとつとして疲労骨折を生じることもあり，全疲労骨折の約15％を占めるとされている[1]。足部の骨折の中には外固定により治療を行うことができるものもある。本項では著者らが考える足部骨折に対する短下肢ギプスの適応と手技について述べる。

　足部の骨折は通常腫脹が強く，受傷直後からのギプス固定はコンパートメント症候群をはじめとしたギプス障害の危険性が高い。そのため転位のわずかな骨折や徒手整復が可能な骨折でも受傷直後はシーネ固定を行い，腫脹が引いて皮膚のしわが確認できてからギプス固定に変更するようにしている（図1）。

図1　受傷直後のシーネ固定
a：正面像
b：側面像

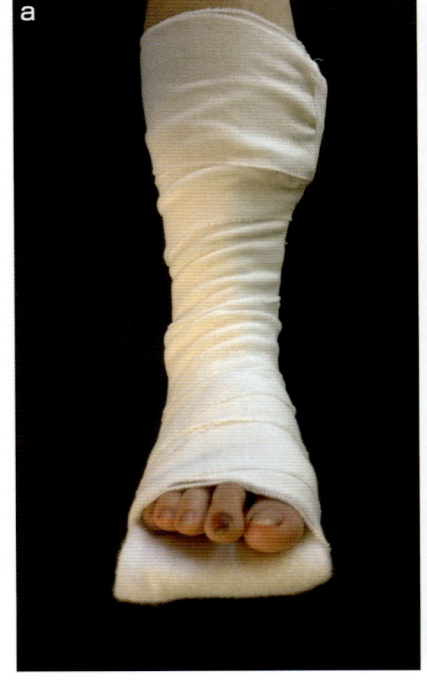

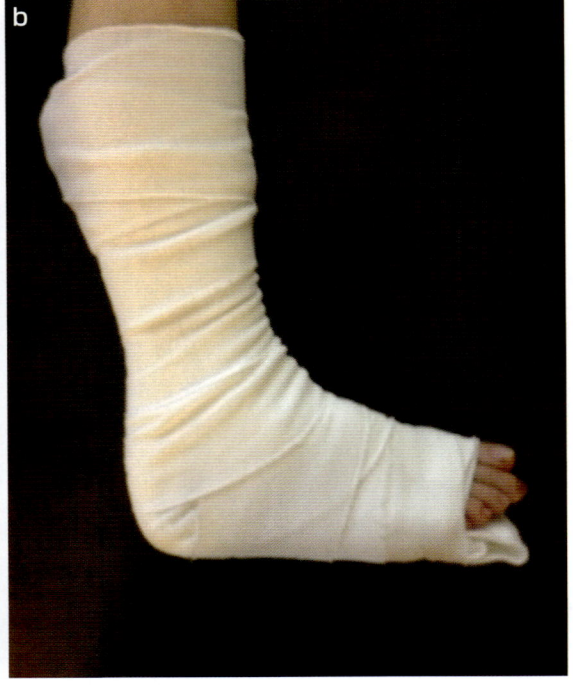

138

骨折整復の基本手技

●ギプスを巻く前の骨折整復手技とその考え方，注意点

　骨折整復の基本は問診と身体所見，画像所見から骨折部位と受傷機転を明らかにすることから始まる。受傷機転と反対の方向に力を加えることで整復されるはずであるが，整復位の保持ができるかどうかが重要である。短下肢ギプスの対象となる後足部骨折（距骨，踵骨），足根骨骨折（舟状骨，立方骨），Lisfranc関節脱臼骨折，中足骨骨折について以下に述べる。

●距骨骨折

　距骨頚部骨折は通常高エネルギー外傷により生じることが多く，転位のない骨折（Howkins分類グループ1）が生じることはまれであるが，CTで転位がないことが確認できれば6週程度の免荷，外固定を行う。距骨下関節脱臼を伴うものの距腿関節が保たれたもの（Howkins分類グループ2）では徒手整復を試みる。膝屈曲位で足部を底屈して背側に転位した距骨頭部を近位の距骨頚部に合わせる。足部を後方に押し込んで距骨下関節が整復されれば，最後に前足部のアライメントを調整して整復を終了する。距腿関節まで脱臼したもの（Howkins分類グループ3）では徒手整復での整復は通常困難で，観血的整復固定が必要である（図2）。

　距骨体部骨折では転位のないものは保存的に治療される。転位があるものは徒手整復は困難で，観血的整復を行う。距骨後突起骨折も転位のないものは保存的に治

図2　距骨骨折の整復
a：整復前X線正面像
b：整復前X線側面像
c：整復後X線正面像
d：整復後X線側面像

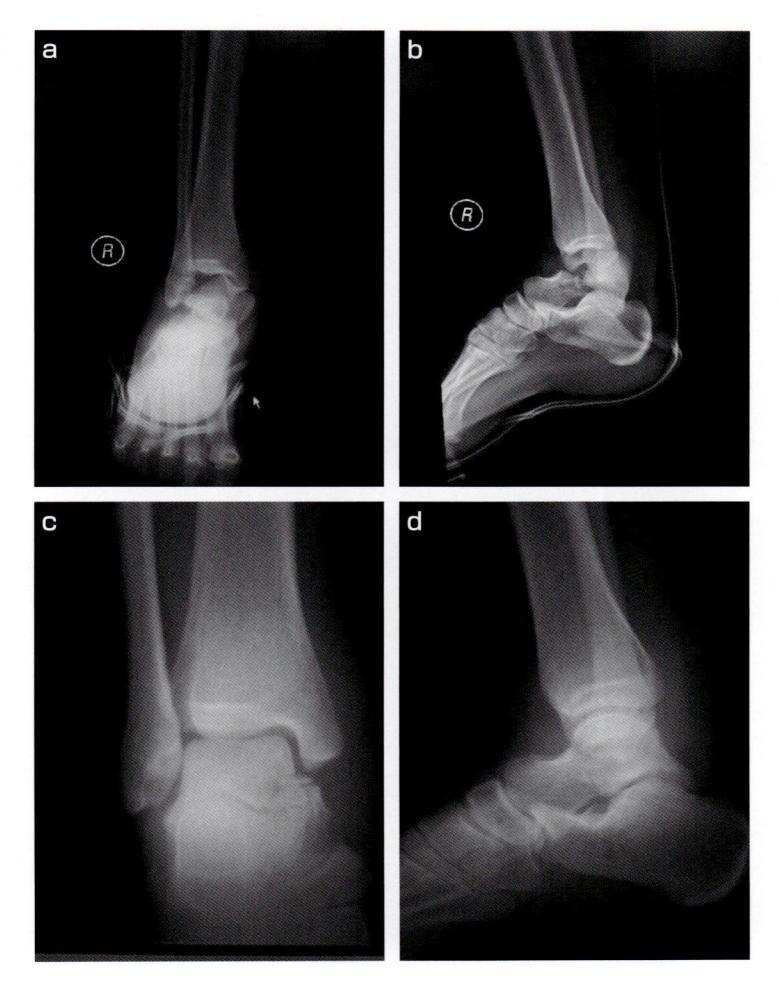

療するが，保存療法がうまくいかなければ骨片摘出を勧めるものもある[3]。"snowborder's fracture"として知られる距骨外側突起骨折では骨片が小さく転位のないものでは4週程度，外固定を行う（図3）。いずれにしても距骨骨折は受傷後に高度に腫脹が進むため，受傷直後にギプス固定することは危険である。

●踵骨骨折

　踵骨骨折は関節内と関節外骨折に大別される．著者らの保存療法の適応は転位のわずかな骨折とし，整復を要する症例では観血的な方法を好んでいる（図4）．踵骨

図3　距骨外側突起骨折
a：術前X線像
b：術後X線像

図4　踵骨骨折
a：術前X線像
b：術後X線像

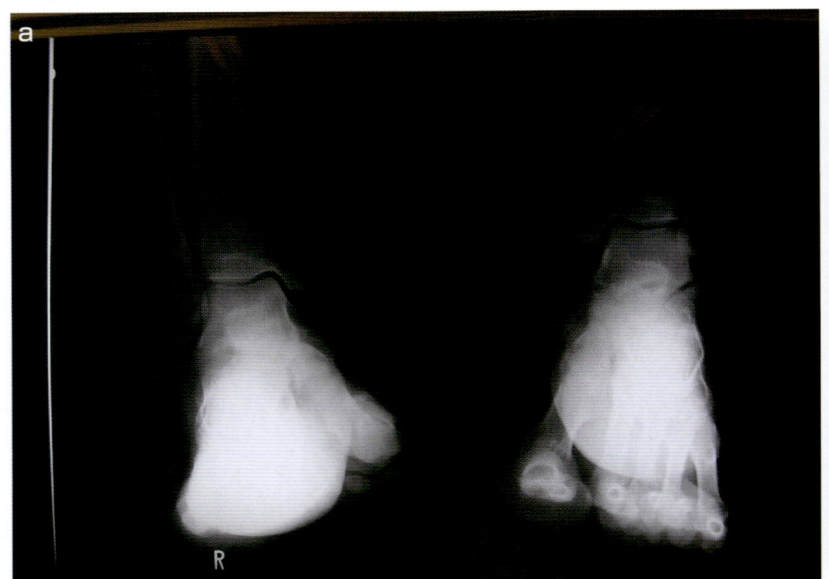

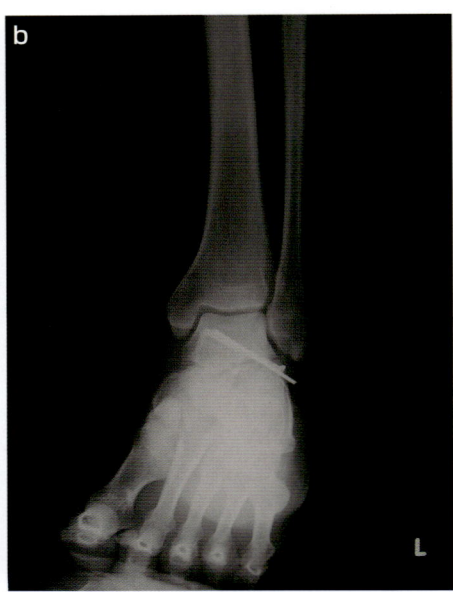

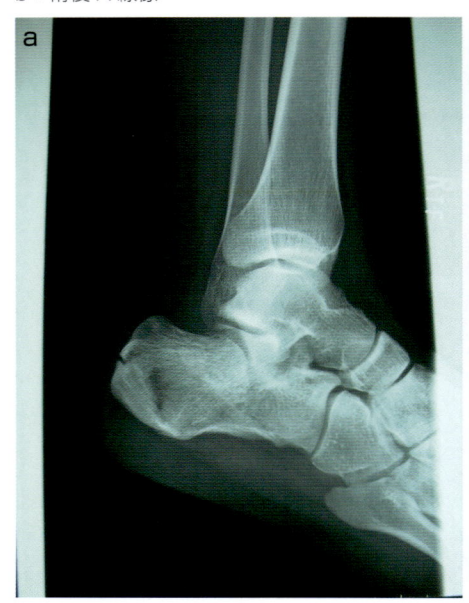

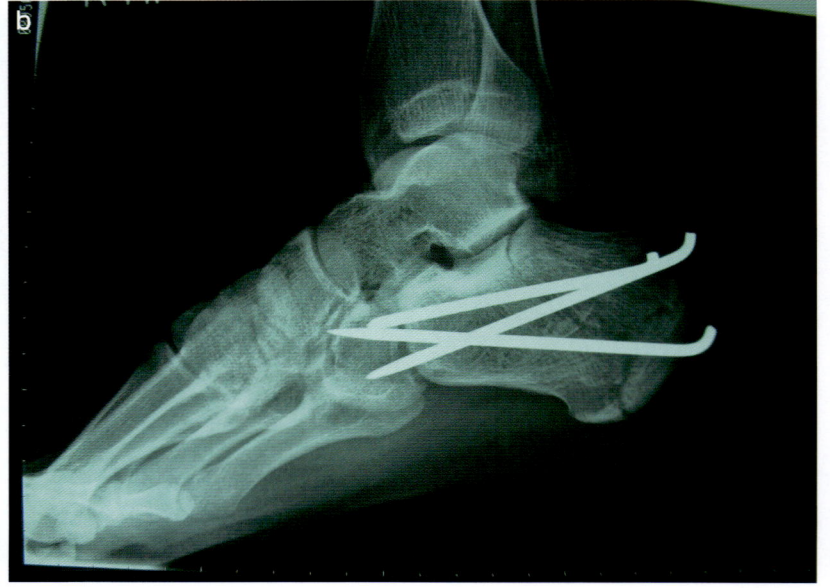

骨折の徒手整復法としては大本の報告した方法がよく知られている。

受傷後3日以内が適応で，患者を腹臥位として患側膝関節を約90°屈曲させ助手は患側に立ち，大腿の膝付近を押さえ込む。術者は患者の足元に立ち両手掌を踵骨の内・外側に当てて包み込むように両手指を組み，両手掌で強い圧迫を加えながら踵部を上方に持ち上げつつ，強く速く内・外反を繰り返し，crepitationがなくなれば整復されているという[4]。

●舟状骨骨折

舟状骨骨折は背側剥離骨折，結節部骨折，体部骨折に分けられる。背側剥離骨折では舟状楔状関節の亜脱臼がなく骨片が小さいもの，結節部骨折のうち転位の小さなもの，転位のない体部骨折では保存的に治療する（図5）。

結節部骨折では後脛骨筋腱の緊張を緩めて転位を予防するために軽度うち返し位で外固定を行う。舟状骨骨折では転位のあるものは徒手整復は困難であり，観血的整復を行う。

●立方骨骨折

立方骨骨折ではnutcracker fractureとして知られる圧迫骨折が重要である。外側陥入のわずかなものでは保存療法が適応となる。圧潰が高度で外側支柱が短縮したものでは外反扁平足や踵立方骨あるいは立方中足骨関節の不適合からの関節症とこれに基づく疼痛が問題となるとされる[5]。

●Lisfranc関節脱臼骨折

前足部に長軸方向に牽引を加えながら脱臼の整復を行うが，外固定単独では整復できたとしても保持が困難である。保存療法は全身状態が手術麻酔に耐えられない場合などに限られるであろう。

●中足骨骨折

転位のわずかなものは保存的に治療することが多い（図6）。粉砕がなく，転位

図5 舟状骨骨折

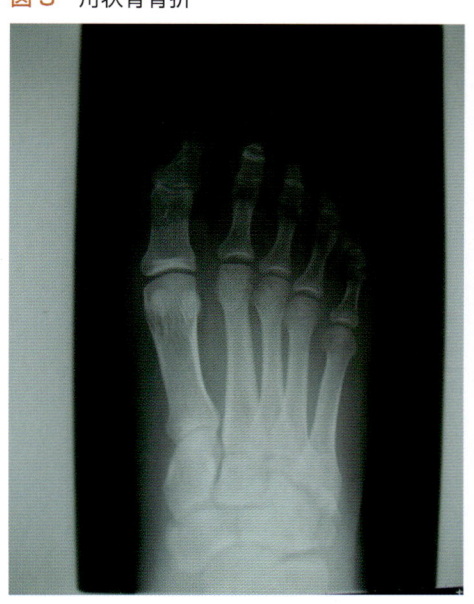

図6 中足骨骨折

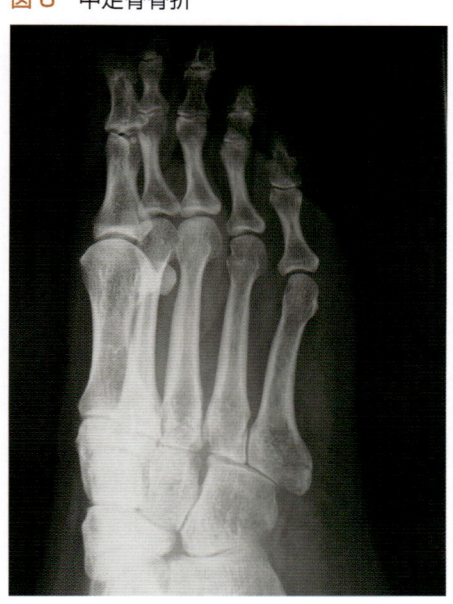

の小さな骨折では骨膜ヒンジを利用して，加わった外力と反対の方向に，ときには牽引をかけながら整復操作を行う。粉砕が高度で不安定な場合，ギプスで整復位を保持することは困難である。

整復後の固定材料の特長と利点

著者らは固定材料として，ギプス包帯（アルケア社キャストライト・α）を用いている。キャストライト・αは水硬化性ポリウレタン樹脂をガラス繊維の編物に塗布した，ロール状のキャストテープである。水硬化性ポリウレタン樹脂が水と反応，硬化することにより，剛性と強度が得られる。サイズは2号から5号までの4種類がある。成人の足部骨折に対するギプス固定では，3号または4号を用いることが多い（図7）。

従来の石膏ギプスに比べて，強度が強い，硬化するまでの時間が短い，耐水性に優れる，X線透過性がよい，などの特長を有している。短時間で荷重に耐えられる外固定を獲得でき，ギプス装着下でも仮骨形成のチェックができるという利点を有している。

足部骨折に対するギプスの治療の手技とその考え方，注意点

ギプスの固定肢位は足関節底背屈0°，足趾はMTP関節は軽度背屈，趾節間関節底背屈0°を目安とするが，痛みによって軽度底屈位で巻かざるを得ないこともある。ギプスによる骨折の基本原理は三点固定，静水圧，total-contact fitであるが[2]，足部では皮膚の褥瘡や壊死，コンパートメント症候群などの軟部組織障害が危惧される。足部骨折に対してギプス固定を行う際にはきつく巻かないように気をつけている。

以後に短下肢ギプスを巻く際の実際の手順を述べる。

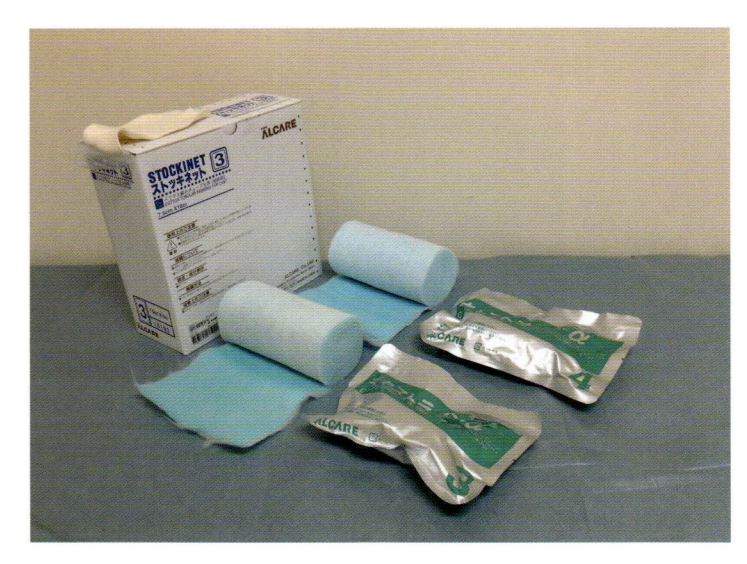

図7　固定材料

ギプステクニック

- **Step 1** ポジショニング
- **Step 2** 下巻き包帯巻き
- **Step 3** ギプス巻き
- **Step 4** 下腿部の処置

Step 1 ポジショニング

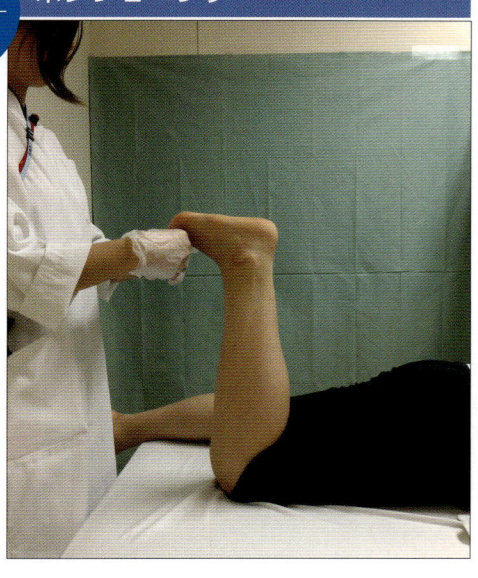

患者を腹臥位とする。助手は足趾を持ち、固定肢位を保持する。腹臥位が困難な場合には、仰臥位で下腿中央より遠位をベッドの端または椅子の端から出した状態とする。

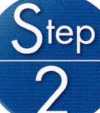

Step 2 下巻き包帯巻き

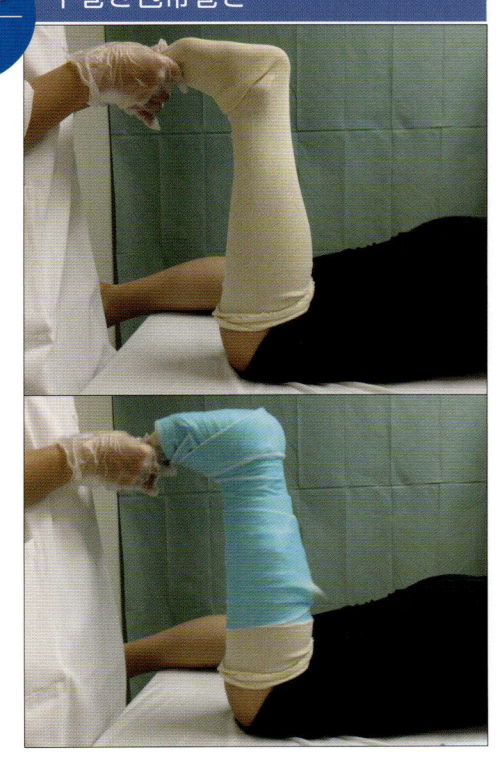

ストッキネットを膝関節より足尖まで履かせて、下巻き（オルテックス）を巻く。褥瘡予防のため踵部と足関節果部は下巻きを折り返して厚くする。

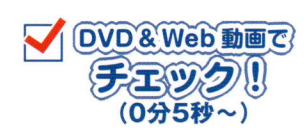

☑ **DVD & Web 動画でチェック！**（0分5秒〜）

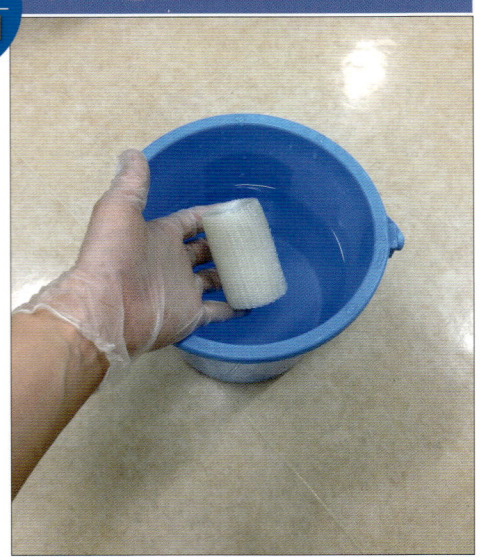

Step 3+1 ギプス巻き

プラスチックキャスト（キャストライト・α）の袋を破り，バケツに十分量入れた水につける。手で揉んで全体に水が染み込んだらバケツから取り出して水が滴らない程度に絞る。

引っ張り過ぎない様に転がす要領で巻いてゆく。骨折部位に応じてMTP関節を含めるかどうかを決めている。

+1 Step
ひと巻きごとに擦って，モールディングする。

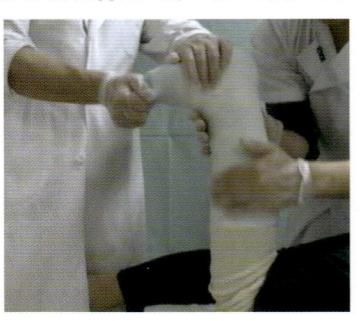

✓ DVD＆Web動画でチェック！（1分12秒〜）

Step 4+1 下腿部の処置

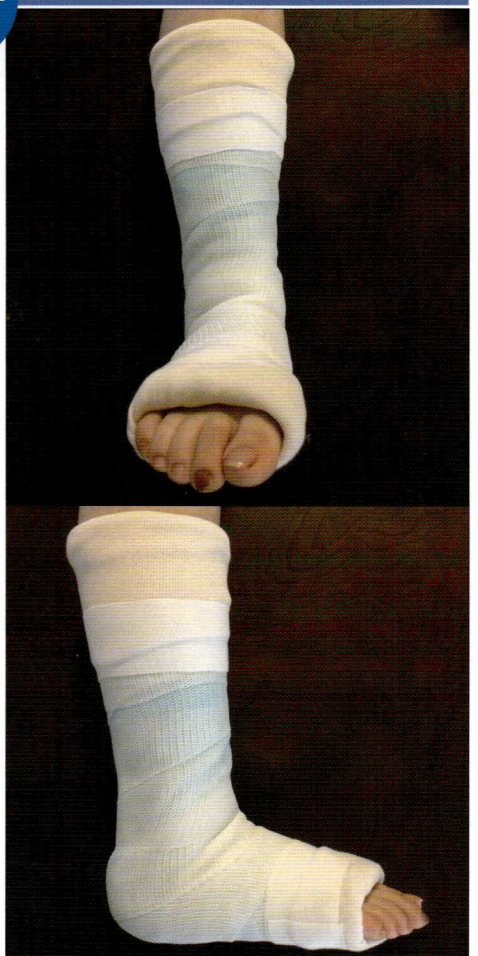

踵部は薄くならないように折り返して補強する。近位は腓骨頭より4横指遠位までとしている。ギプスの端は下巻とストッキネットを折り返して，皮膚を保護する。

+1 Step
骨折に対するギプス治療の目的は外力からの保護，整復肢位の保持，安静による局所修復の促進などが挙げられる。足部骨折は腫脹が高度となりやすく，著者らは腫脹が引くまではシーネ固定とし，腫脹が引いて軟部組織の状態が改善してからギプス固定に変更するようにしている。そのため，シーネ固定でも大きな転位を来たさない安定性のよい骨折を対象としている。

索引

あ
アキレス腱断裂 … 48
円回内筋 … 68
炎症期 … 3

か
外固定材料 … 6
下肢骨折 … 43
下腿骨近位部骨折 … 125
下腿骨骨幹部骨折 … 125
下腿骨骨折 … 125
関節拘縮 … 31,35
間接的骨癒合 … 2
関節内骨折 … 77
基節骨骨折 … 41,93
基部骨折 … 94
ギプス … 6
　――カッター … 12,116
　――シーネ … 17,20,83
　――シャーレ … 17
　――ベッド … 117
　――包帯 … 7,60,72,80,106,115
キャスト … 9
　――固定 … 131
　――症候群 … 107
　――ライト … 90

仰臥位反張位整復法 … 110
距骨骨折 … 139
屈曲転位 … 38
頚部骨折 … 93
血管損傷 … 32
硬性仮骨期 … 3
高齢者骨折 … 33
骨幹部骨折 … 94
骨折部再転位 … 34
骨癒合 … 2,66
コンパートメント症候群
　　… 14,25,46,138

さ
下巻き包帯
　… 10,60,72,79,104,114,122,130,143
膝蓋骨骨折 … 120
膝蓋骨脱臼 … 120
膝蓋靱帯 … 134
尺骨骨幹部骨折 … 68
舟状骨骨折 … 87,141
シュガートングギプス … 77,83
受傷後5週目のギプス … 52
受傷後3週目のギプス … 51
受傷後7週目から用いる短下肢装具
　… 53

索引

受傷時のギプス	49
循環障害	30
踵骨骨折	140
上肢骨折	38
掌側転位型骨折	76
上腸間膜症候群	26
小児骨折	23
小児上腕骨顆上骨折	57
小児大腿骨骨幹部骨折	102
小児の前腕骨折	40
上腕骨近位端骨折	38
上腕骨骨折	40, 62
褥瘡	26
神経麻痺	30
新鮮骨折	37
深部静脈血栓症	34
ストッキネット	71, 79, 114, 130, 143
スプリント	8
石膏	6
——ギプス	27
全面接触キャスト	128
前腕骨折	68
足部骨折	138
側方転位	38
ソフトキャスト	27, 97

た

タオルギャザー	54
短下肢装具	49
短縮転位	38
弾性包帯	64
知覚鈍麻	30
中足骨骨折	141
チューブ包帯	10, 59, 103
直接的骨癒合	2
椎体骨折	108
強み	74
橈骨遠位端骨折	41, 76
橈骨骨幹部骨折	68
等尺性筋力訓練	66
橈尺骨骨幹部骨折	70

な・は

ナックルキャスト	101
軟性仮骨期	3
認知症	35
背屈固定	86
背側転位型骨折	76
廃用性萎縮	31
ハンギングキャスト	33, 62
光硬化固定材料	9
腓骨神経麻痺	30

索引

膝下ギプス固定	48
膝シリンダーキャスト	119
肘周辺骨折	40
皮膚潰瘍	15
皮膚障害	31, 34
皮膚損傷	16
ファンクショナルブレース	62, 65
腹臥位反張位整復法	110
浮腫	32
プラスチックギプス	27, 89
不良固定肢位	31
ブレース	17, 62
変形治癒	34
保護ギプス	43, 137
母指IP関節	92

ま〜ら

水硬化固定材料	9
モールディング	74, 81, 85, 115, 131, 144
立方骨骨折	141
リモデリング期	4
両足つま先立ち	54

A〜I

Bryant牽引法	45
Colles骨折	76, 86
collor and cuff	63
Cotton-Lodder肢位	77
Herbert分類	87
hip spica	102
intrinsic plus position	96

L〜P

Lisfranc関節脱臼骨折	141
LLC	128
LLS	128
long leg cast	128
long leg splint	128
Monteggia骨折	68
MP関節	82, 85
one-snd-one-half spica	103
patella tendon-bearing cast	128
pendulum体操	66
PIP関節	99
PTB cast	128, 133
PTB装具	17

R～W

Russel牽引法 ………………… 45
short leg cast ………………… 128, 136
short leg splint ……………… 128
SLC …………………………… 128
SLS …………………………… 128
Smith骨折 …………………… 76

U字スプリント ……………… 62
Volkmann拘縮 ……………… 57
wedging法 …………………… 44, 126

その他

3支柱理論 …………………… 109

本文での動画表示と添付DVDについて

本文での動画の表示

動画が掲載されている項目，見出し部分には の表示がございます。

添付DVD

- 添付のDVDはDVD-Videoです。
- このDVDには音声が入っております。再生に際しては音量にご注意ください。
- DVDプレーヤー，DVD再生機能のあるパソコンでご覧いただけます。一部パソコン，プレーヤーでは再生できない可能性がございます。
- このDVD-Videoの複製権，翻訳・翻案権，二次的著作物利用権，上映権，データベースへの取り込みおよび公衆送信権(送信可能化権を含む)，譲渡権等は(株)メジカルビュー社が保有します。
- このDVD-Videoを無断で複写，複製，放送，有線放送，営利目的の上映等に使用することは，著作権法上での例外を除き禁じられています。

メニュー画面

- DVDをセットするとメニュー画面が起動します。
- メニューには動画が収録されている項目が表示されています。本文中のDVDアイコンに記された番号と同一ですので，ご覧になりたい項目をクリックすると動画の再生が始まります。
- 再生が終了したらメニュー画面に戻ります。
- 各項目はチャプターで区分されておりませんのでご了承ください。

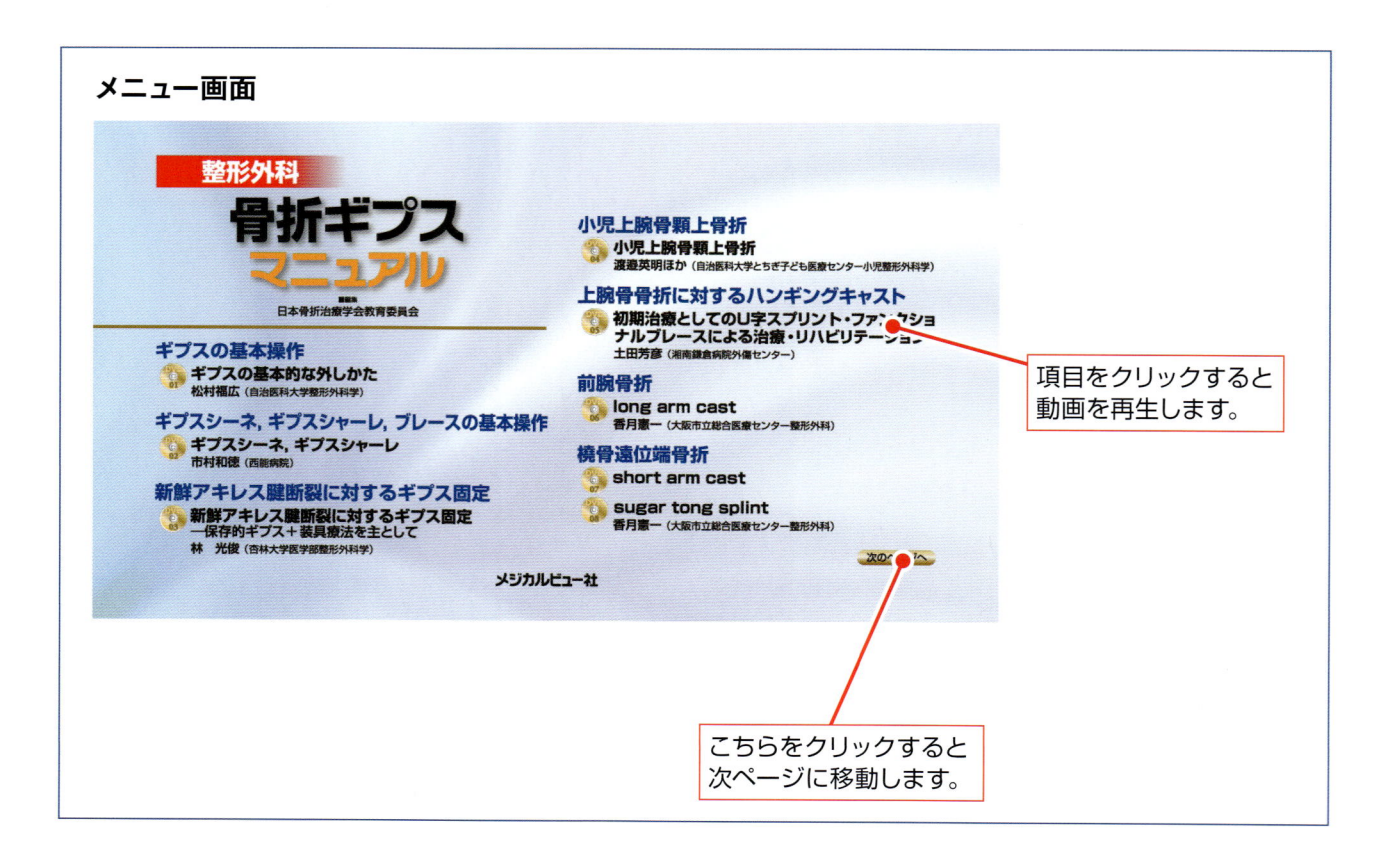

メニュー画面

項目をクリックすると動画を再生します。

こちらをクリックすると次ページに移動します。

150

オンラインでの動画視聴方法

添付DVDに収録されている動画をPCやスマートフォンなどの機器でオンラインで視聴することができます。下記手順にてご利用ください。（下記はPCで表示した場合の画面です。スマートフォンで見た場合の画面とは異なります）

①**下記URLにアクセスします。**

http://www.medicalview.co.jp/movies/index.php

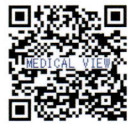

QRコード

注）スマートフォン等でこのQRコードを使ってアクセスする場合は，直接パスワード入力画面が表示されます。また，アクセスの際にはQRコードリーダーのブラウザではなく，SafariやChrome，標準ブラウザでご覧ください。

②**表示されたページの本書タイトルそばにある「動画視聴ページへ」ボタンを押します。**

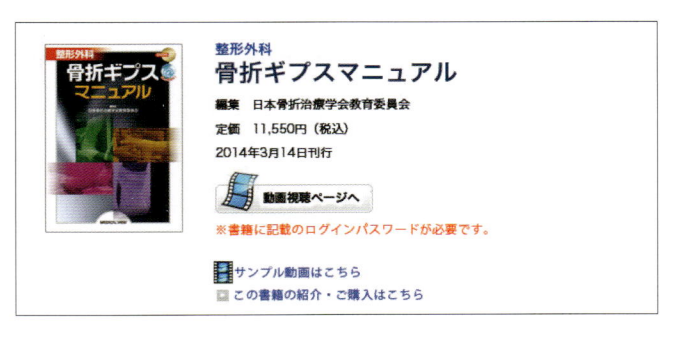

③**パスワード入力画面が表示されますので，利用規約に同意していただき，右記のパスワードを半角で入力します。**

59368612

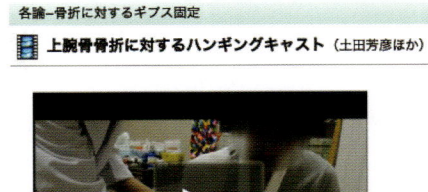

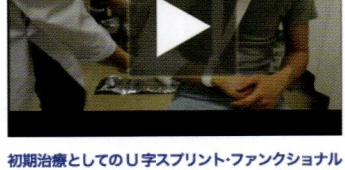

④**本書の動画視聴ページが表示されますので，視聴したい動画のサムネールを押すと動画が再生されます。**

■動作環境
※PCの場合は2.0Mbps以上の，スマートフォン・タブレットの場合はWiFiやLTE等の高速で安定したインターネット接続をご使用ください。

Windows
OS：Windows 8 / 7 / Vista(JavaScriptが動作すること)
Flash Player：最新バージョン
ブラウザ：Internet Explorer 10 / 9 / 8 / 7 / 6, Chrome・Firefox最新バージョン

Macintosh
OS：10.8 / 10.7 / 10.6(JavaScriptが動作すること)
Flash Player：最新バージョン
ブラウザ：Safari・Chrome・Firefox最新バージョン

スマートフォン，タブレット端末
　iOS端末での視聴は問題ありません。Android端末の場合，端末の種類やブラウザアプリによっては正常に視聴できない場合があります。

整形外科　骨折ギプスマニュアル

2014年3月20日　　第1版第1刷発行
2020年9月1日　　　第6刷発行

■編　集	日本骨折治療学会教育委員会 _{にほんこっせつちりょうがっかいきょういくいいんかい}
■発行者	三澤　岳
■発行所	株式会社メジカルビュー社
	〒162-0845 東京都新宿区市谷本村町2-30 電話　03(5228)2050(代表) ホームページ https://www.medicalview.co.jp/
	営業部　FAX 03(5228)2059 　　　　E-mail　eigyo@medicalview.co.jp
	編集部　FAX 03(5228)2062 　　　　E-mail　ed@medicalview.co.jp
■印刷所	公和印刷株式会社

ISBN978-4-7583-1359-9 C3047

©MEDICAL VIEW, 2014. Printed in Japan

・本書に掲載された著作物の複写・複製・転載・翻訳・データベースへの取り込みおよび送信（送信可能化権を含む）・上映・譲渡に関する許諾権は，（株）メジカルビュー社が保有しています．

・JCOPY〈出版者著作権管理機構 委託出版物〉
本書の無断複製は著作権法上での例外を除き禁じられています．複製される場合は，そのつど事前に，出版者著作権管理機構（電話 03-5244-5088，FAX 03-5244-5089，e-mail：info@jcopy.or.jp）の許諾を得てください．

・本書をコピー，スキャン，デジタルデータ化するなどの複製を無許諾で行う行為は，著作権法上での限られた例外（「私的使用のための複製」など）を除き禁じられています．大学，病院，企業などにおいて，研究活動，診察を含み業務上使用する目的で上記の行為を行うことは私的使用には該当せず違法です．また私的使用のためであっても，代行業者等の第三者に依頼して上記の行為を行うことは違法となります．